肥胖症中医治疗

王淼 著

天津出版传媒集团

天津科学技术出版社

图书在版编目（CIP）数据

肥胖症中医治疗 / 王淼著. -- 天津 ： 天津科学技术出版社， 2021.8

ISBN 978-7-5576-9542-2

Ⅰ. ①肥… Ⅱ. ①王… Ⅲ. ①肥胖病－中医治疗法 Ⅳ. ①R259.892

中国版本图书馆CIP数据核字(2021)第133645号

肥胖症中医治疗

FEIPANGZHENG ZHONGYI ZHILIAO

责任编辑：李　彬

责任印制：兰　毅

出　　版：天津出版传媒集团 / 天津科学技术出版社

地　　址：天津市西康路 35 号

邮　　编：300051

电　　话：（022）23332377

网　　址：www.tjkjcbs.com.cn

发　　行：新华书店经销

印　　刷：天津印艺通制版印刷股份有限公司

开本 889×1194　1/32　印张 5　字数　10 000

2021年8月第1版第1次印刷

定价：30.00元

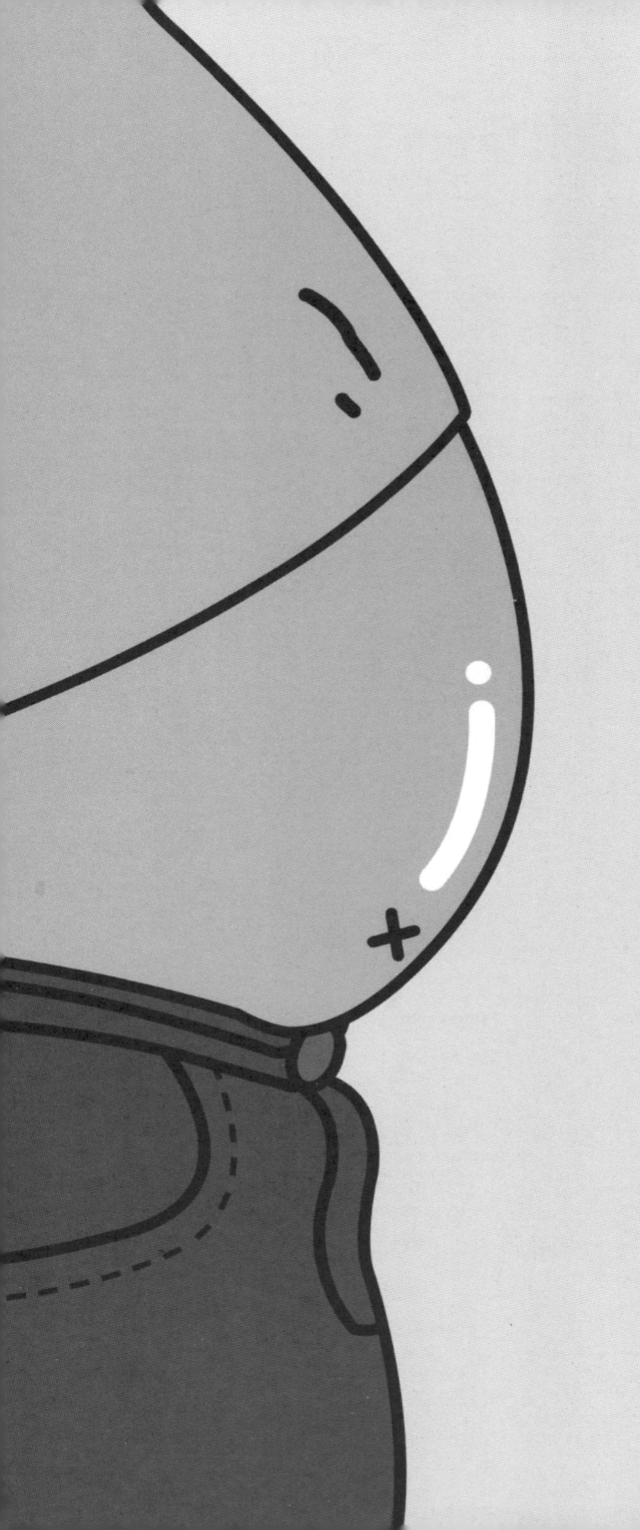

目 录

肥胖症中医治疗

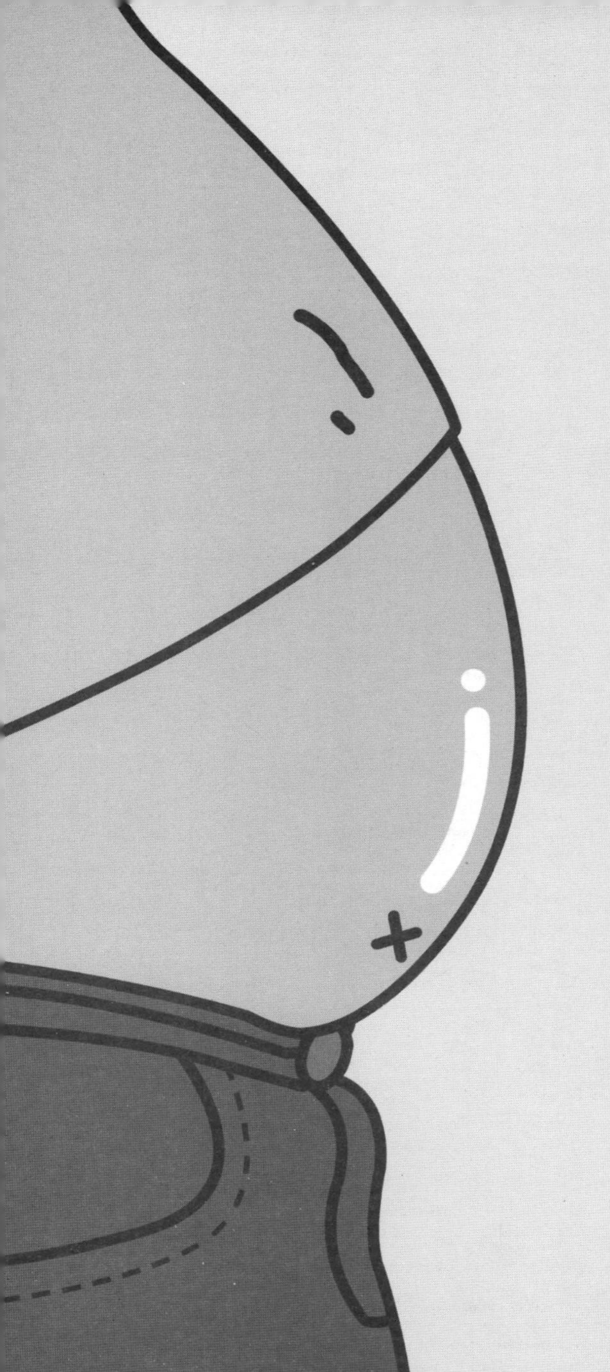

第一章

祖国医学对肥胖症认识

肥胖自古有之,早在汉代以前,中医书籍中就有关于记载,中医认为肥胖的病因是饮食不节、先天禀赋、久坐久卧、好逸恶劳、年老体弱。脾胃气虚、运化失常是病机根本,因虚致实、虚实夹杂是病机关键,治疗方面应健脾理气,调畅中焦气机,利湿除痰,并控制饮食,加强体育锻炼。古代的文献经典中也不乏论述,《黄帝内经》中有很多,认为"肥贵人则高粱(膏粱)之疾也","肝虚、肾虚、脾虚,令人体重烦冤"。《景岳全书》认为肥人多气虚,《丹溪心法》认为肥人多痰湿,提出肥胖应从湿热及气虚两方面着。《素问·至真要大论》还指出"诸湿肿满,皆属于脾",各种外邪及内伤因素均可导致五脏气血失调,水湿、痰浊、膏脂等壅盛于体内而致肥胖。总的来说本病病位在脾、肾,以实证为主,亦有虚症。在治疗方面,《素问、奇病论》曰:"治之以兰,除陈气也。"是主张通过劳香清化之品来治疗肥胖及其并发病证。

第一节 肥胖症的定义

肥胖症是由于先天禀赋、饮食不节、劳逸失原因导致体内膏脂堆积过多, 使体重超过一定范围的一种疾病,是多种其他疾病发生的基础,用现代医学来说是一种由多种因素引起的慢性代谢性疾病,以体内脂肪细胞的体积和细胞数增加致体脂占体重的百分比异常增高并在某些局部过多沉积脂肪为特点,是一组常见的代谢症群。当人体进食热量多于消耗热量时,多余热量以脂肪形式储存于体内,其量超过正常生理需要量,且达一定值时遂演变为肥胖症。正常男性成人脂肪组织重量占体重的15%~18%,女性占20%~25%。随年龄增长,体脂所占比例相应增加。如无明显病因者称单纯性肥胖症,有明确病因者称为继发性肥胖症。继发性肥胖症可作为某些疾病,如下丘脑、垂体炎症、肿瘤、创伤、库欣综合征、甲状腺功能减退症(甲减)、性腺功能减退症的临床表现之一。大约只有5%的肥胖病存在内分泌代谢病因或服用某些药物所致,其他95%无明显病因,即"单纯性肥胖"。根据身体脂肪的分布特点,还可将肥胖分为"中心性肥胖"和"全身性肥胖",目前的研究表明,前者对健康的危害更大。

第二节 肥胖症的病名历史沿革

有关肥胖病的中医病名,可上溯至春秋战国时代。《灵枢 阴阳二十五人第六十四》云:"土形之人……其为人,黄色圆面,大头,美肩背,大腹,美股胫,小手足,多肉,上下相称。前者类似于现代所说的全身性肥胖的患者,而后者与如今的腹型肥胖患者较类似。历代中医古籍多称为"肥人""肥美人""肥白人"等。中医对肥胖的记载可见于《内经》,内容涉及病因病机、症状描述、发病部位、辩证分型等多个方面,以此奠定了肥胖症的认识和治疗基础,后经历代医家完善,对肥胖症的总结更为系统和深入。早在《素问·阴阳应象大论》就有“肥贵人”及“年五十,体重,耳目不聪明矣”的描述。“柏高曰:人有脂,有膏,有肉。黄帝曰:别次此奈何?其中以膏人“纵腹垂腴”为首。可以看出这是根据皮下脂肪的多少,对肥胖进行分型,有别于众人“皮肉脂膏,不能相加”的特点。伯高曰:䐃肉坚,皮满者,脂。䐃肉不坚,皮缓者,膏。皮肉不相离者,肉。”《黄帝内经》按体型分为肥壮人、瘦人、肥瘦适中、壮士和婴儿5种人,并且将肥胖分为“膏人”“脂人”“肉人”3种类型。这是中医肥胖病学的最早分型。目前肥胖的中医分型一般是根据全国肥胖病研究学术会议制定的标准,将单纯性肥胖分为五型,即脾虚痰湿型、胃热湿阻型、肝郁气滞型、脾肾两虚型、阴虚内热型。现代医者在临床过程中也会根据自己的经验体会各有不同的辨证分型来指导治疗用药,而证候命名的主观化和分型繁杂等问题较为突出,不利于临床研究的规范和对照。归纳上述病因病机方面的认识,肥胖大体可以归纳为虚、实两大证型:以胃热、痰浊等为主的属于实证,以脾虚、气虚、脾肾阳虚为主的属于虚证。临床上虚实夹杂的患者亦较常见。

《景岳全书》云:“肥人者,柔胜于刚,阴胜于阳者也,且肉以血成,总皆阴类,故肥人多有气虚之证。”《石室秘录》云:“肥人多痰,乃气虚也,虚则气不能运行,故痰生也。”《丹溪心法》云:“凡肥人沉困怠惰,是湿热……凡肥白之人,沉困怠惰,是气虚。在《灵枢.阴阳二十五人》中认识到肥胖者特有“气有余”体质。并且《内经》已记载肥胖与消渴、中风、偏枯、痿厥等多种疾病有关,均由摄入过多所导致。如《素问,通评虚实论》云:“凡治消瘅仆击,偏枯痿厥,气满发道,肥贵人,则高粱之疾也。”后世医家在《内经》的基础上,不断丰富对肥胖的认识。汉·张仲景《金匮要略·血痹虚劳病脉证并治》说:“夫尊荣人骨弱肌肤盛。”发现肥胖者易于发生骨的病变。元·朱彦修《丹溪心法》及清·喻昌《医门法律》提到肥人多痰湿。明张介宾《最后全书·杂证谟》认为肥人多气虚。清吴道源《女科切要》认为:“肥白妇人,经闭而不通者,必是湿痰与脂膜壅塞之故也。”

《素问 奇病论》说:“必数食甘美而多肥也。”多食甘美,逐渐积聚化为膏脂;或饮食节制无度,日久损伤脾胃,水谷精微不能正常运化,水湿停聚,湿从内生,聚湿生痰,造成肌肉减少而脂肪增加,停留肌肤、脏腑而发为肥胖。故《素问。通评虚实论》有“肥贵人则高梁之疾也”之说。《临证指南医案》对于肥胖的形成描述得更为具体、详细,认为“湿从内生,必其人膏梁酒醴过度,或嗜饮茶汤太多,或食生冷瓜果及甜腻之物。其人色白而肥,肌肉柔软……”。还有人指出“厚味肥甘,可助阳生气、生阴。生阴者,转化为脂液,浸淫脉道,脉膜变异”。《脾胃论》说:“脾胃俱旺,则能食而肥。”这些都充分说明过食膏梁甜腻、厚味肥甘、酒醴茶汤、生冷瓜果均可导致精微物质过剩而引起肥胖。《素问·阴阳应象大论》说："年四十，而阴气自半也，起居衰也。年五十，体重，耳目不聪矣。"人体物质能量代谢与脏腑功能有关，其中与脾胃关系尤为密切。脾胃为后天之本，气血生化之源，主受纳、腐熟、运化、吸收、输布，是维持人体营养物质代谢正常进行的根本。中年以后，脾胃运化功能逐渐减退，对肥甘厚味的转化功能也逐渐减弱，水谷精微不能化生输布，蓄积体内而为痰湿脂浊，躯脂满溢，再加上年高以后好静少动，形体遂渐渐肥胖。《素问·奇病论》说："肥者令人内热，甘者令人中满"，五谷入胃，需依靠脾胃的健运才能转化为精微物质，若脾胃虚损则运化失职，水谷肥甘之物无以化生气血精微，而转变为痰浊积聚体内，导致体态肥胖，故有"肥甘生痰""肥人多痰"之说。《丹溪心法》说"肥白人多痰""肥人多是痰饮""肥人气虚生寒，寒生湿，湿生痰，……故肥人多寒湿。"肥胖人多食膏粱厚味，日久必致脾虚，脾虚不主运化，若再多饮酒醇，必然痰湿内生，湿浊积聚。《望诊遵经》谓："富贵者，身体柔脆，肌肤肥白，缘处深闺广厦之间"，说明深居简出，四体不勤可导致肥满。

中医认为肥胖症是遗传和环境在内的多种因素相互作用的结果，其病因主要与禀赋异常、饮食不节、过度安逸和情志失调等因素有关。总体认为，肥胖症病位在脾，脾虚是肥胖症发生脾胃功能失调处于肥胖症发生和发展的中心环节。脾胃虚弱则运化失职，水谷精微不能化生气血津液；饮食不节，过食肥甘，膏脂停留；脾肾亏虚，气化无权，水湿停滞，化湿成痰，湿蕴化热，而成痰浊、湿浊、湿热，导致形体肥胖；此外，过于安逸则元气懈怠，气虚湿阻；过于劳累、思虑易伤肝脾而成气滞湿阻、气滞血瘀诸证；年届中年，或素体肝肾不足，或气郁化火，易致阴虚内热。

第三节 目前肥胖症的流行病趋势

一直以来肥胖症在全球的分布上存在着不均衡性，表现在性别、年龄、文化、社会经济状态，种族、历史等因素对疾病的影响。随着社会经济的发展，膳食结构的改变，和体力活动的日渐减少，肥胖和超重不论在发达国家还是发展中国家，在成年人和儿童中以惊人的速度增长。WHO 资料还提示，肥胖与人种、性别、年龄、受教育程度之间存在一些关联，以及超重的比例逐年增大趋势，流行病学调查显示，不论男女肥胖比例随年龄而增加，与受教育程度成反比。

肥胖，是一种与生活方式密切相关的多因素、多基因遗传性的慢性代谢性疾病，超重和肥胖会导致各种与糖脂代谢紊乱相关的并发症的增加，不仅大大加重患者的医疗负担，也给患者的日常生活带来不便，近年来随着全球肥胖人口数量的迅猛增长，肥胖已日渐成为损害人类健康的全球范围内的公共卫生问题。《2015 年全球疾病负担》肥胖研究协作组（The GBD 2015 Obesity Collaborators）分析了1980—2015年间6850万成人和儿童的数据，评估其超重和肥胖的患病趋势，发现2015年,全球肥胖儿童大约有1.077亿,肥胖成人大约6.037亿,成人和儿童的肥胖率分别为12%和5%,从表面看儿童的肥胖率低于成人，但实际增长速度却远高于成人。利用2015年全球疾病负担研究结果探索东地中海地区的高体重指数负担,估计了1980年和2015年儿童(2-19岁)和成年人(≥20岁)中超重和肥胖的患病率。结果成人肥胖率从1980年的15.1%增加到2015年的20.7%,儿童肥胖率从4.1%增加到4.9%。此外,有研究佐证目前全球有接近21亿人超重和肥胖，成人和儿童的超重和肥胖增长率分别是28%和47%,肥胖儿童的增长率远超成人的增长率,这种情况在我国和印度尤其严重。

现代社会正处于一个物质文明极其丰富和生活节奏高速运转的状态,肥胖已成为一种大范围流行的全球性疾病。令人担忧的是,2019的一项调查研究显示我国2016年初中生的超重和肥胖患病率表现呈持续增长趋势，总体百分比为15.3%，其中男生为17.9%，女生为12.6%。另一份资料显示近年来我国中心型肥胖人群农村地区上升趋势和速度明显快于城市地区,2010年全国中心型肥胖率上升了58%,平均年上升率为6%;其中城市地区上升值为34%,而农村上升值为71%,与城市地区相比,农村地区上升率远远高于城市。

肥胖症可引起严重的并发症,增加死亡率,其中包括心血管疾病、2 型糖尿病、睡眠呼吸暂停综合征、骨关节疾病、代谢综合征和某些癌症等。从 1990 年至 2015 年,与高 BMI 相关的死亡率升高了 28.3%、致残率升高了 35.8%,而高 BMI 导致发生的心血管事件是造成死亡的最主要原因;2015 年,全球大约 400 万人的死亡原因与体质量直接相关,因为高 BMI 带来的相关并发症而死亡的人数占全部死亡人数的 7.1%,其中一大部分,约 270 万人(41%)死于心脑血管疾病,另外一个占比较大的原因是因为糖尿病。肥胖和超重尤其作为一种独立的心血管危险因素,会影响心脏的生理功能和结构,造成心血管疾病发生率增高,影响寿命。一项基于亚洲女性代谢性肥胖与心血管疾病风险之间的调查表明,肥胖参与者患心血管疾病的风险明显高于无超重或体重不足的参与者。作为公共卫生问题,肥胖症的特征是体内脂肪过多,尤其是内脏脂肪组织过度积累,被认为是慢性低程度、持续性炎症的一种状态。过多的脂肪组织堆积局部,导致脂肪组织中免疫细胞失衡,产生炎症反应,进而肥胖导致内分泌紊乱和代谢紊乱,最终导致高血压、高脂血症、胰岛素抵抗和动脉粥样硬化等疾病。

肥胖症的流行有 3 个显著特征:患病率高、增长迅速、低龄化。有研究表明,儿童、青少年肥胖很有可能延续至成年人,并且与许多成年期慢性疾病,如高血压、高脂血症、糖尿病、动脉粥样硬化性心、脑血管疾病有非常密切的关系，导致这些疾病的患病率和病死率急剧上升。儿童、青少年肥胖不论是否延续到成年，其成年后的发病率和病死率均显著增加。英国专家预测，未来几十年中，肥胖人群的增加将可能会导致新增数百万2型糖尿病患者和冠心病患者，以及大量新发癌症患者。如果每年降低1%的超重或肥胖发生率，将能为英国医保节省3亿英镑的开销。这不仅将使肥胖者获益，同时也使整个社会获益，无论是在公共卫生方面还是卫生服务经费方面，都将能带来巨大的改善。

目前中医药在认识肥胖症方面已经取得较大的发展，为今后更好地治疗肥胖症及其所带来的多种并发症打下了良好的基础，也探索出了许多有效的减肥方法和一些重要的措施。我们应该很好地继承和运用中医药关于肥胖认识及治疗的传统理论，并借助现代科学理论、技术和方法，多学科地进行系统研究，充分发挥中医药的治疗优势，争取早日找到肥胖及其相关问题更好地解决之道。

参考文献：

[1] Afshin A, Forouzanfar MH, Reitsma MB, et al. Health Effects of Overweight and Obesity in 195 Countries over 25 Years. The New England journal of medicine. 2017;377(1):13-27.

[2] GBD 2015 Obesity Collaborators. Burden of obesity in the Eastern Mediterranean Region: findings from the Global Burden of Disease 2015 study [R]. Int J Public Health. 2018,63(1): 165 - 176.

[3] Ng M, Fleming T, Robinson M, et al. Global, regional, and national prevalence of overweight and obesity in children and adults during 1980–2013: a systematic analysis for the Global Burden of Disease Study 2013[R]. Lancet (London, England). 2014,384(9945):766–81.

[4] 高利旺,赵莉,孙晓敏,等.中国初中生超重与肥胖流行趋势及危险因素研究 [J]. 中华疾病控制杂志,2019,23(9):1041–1045+1056.

[5] 姜勇,张梅,李镒冲,等. 2010 年我国中心型肥胖流行状况及腰围分布特征分析. 中国慢性病预防与控制. 2013;21(03):288–91.

[6] Campbell PT. Obesity: a certain and avoidable cause of cancer. Lancet (London, England)[R]. 2014,384(9945):727–8.

[7] Colditz GA, Peterson LL. Obesity and Cancer: Evidence, Impact, and Future Directions [J]. Clinical chemistry. 2018,64(1):154–62.

[8] Cornier MA, Despres JP, Davis N, et al. Assessing adiposity: a scientific statement from the American Heart Association[J]. Circulation. 2011;124(18):1996–2019.

[9] Fleseriu M, Hamrahian AH, Hoffman AR, et al.American Association of Clinical Endocrinologists and American College of Endocrinology disease state clinical review: Diagnosis of Recurrence in Cushing Disease [C]. Endocrine practice:official journal of the American College of Endocrinology and the American Association of Clinical Endocrinologists. 2016;22 (12): 1436-48.

[10] Laudisio D, Muscogiuri G, Barrea L, Savastano S, Colao A. Obesity and breast cancer in premenopausal women: Current evidence and future perspectives. European journal of obstetrics, gynecology, and reproductive biology. 2018;230:217-21.

[11] 吴娴,王笑峰.代谢综合征相关基因多态性研究进展[J].国际生殖健康/计划生育杂志,2015,34(2):165-168.

[12] Huang Ming-Yuan,Wang Mu-Yi,Lin Yu-Sheng, et al.The Association between Metabolically Healthy Obesity, Cardiovascular Disease, and All-Cause Mortality Risk in Asia: A Systematic Review and Meta-Analysis.[J]. International journal of environmental research and public health,2020,17(4).

[13] Di Wang,Yaping Zhang,Chengxing Shen. Research update on the association between SFRP5, an anti - inflammatory adipokine, with obesity, type 2 diabetes mel-

litus and coronary heart disease[J]. Journal of Cellular and Molecular Medicine,2020,24(5).

[14] U.Laufs, M.B hm, 高亚东. 肥胖症: 心血管危险因素. The Chinese-German Journal of Clinical Oncology. 2000(05):26-8.

[15] 石湘芸, 臧贵明, 朱智明. 肥胖和心血管病危险因素[J]. 海军总医院学报. 2001(3):149-53.

[16] 赵青, 张抒扬. 肥胖症与心血管疾病[J]. 中国医学科学院学报. 2012;34(4):431-6.

[17] 张明萌,张斌,饶敏腊,等.肥胖相关的部分脂肪因子研究进展[J].中国医药,2019,14(6):952-956.

[18] Body-mass index and all-cause mortality: individual-participant-data meta-analysis of 239 prospective studies in four continents [R]. Lancet. 2016;388(10046):776-786.

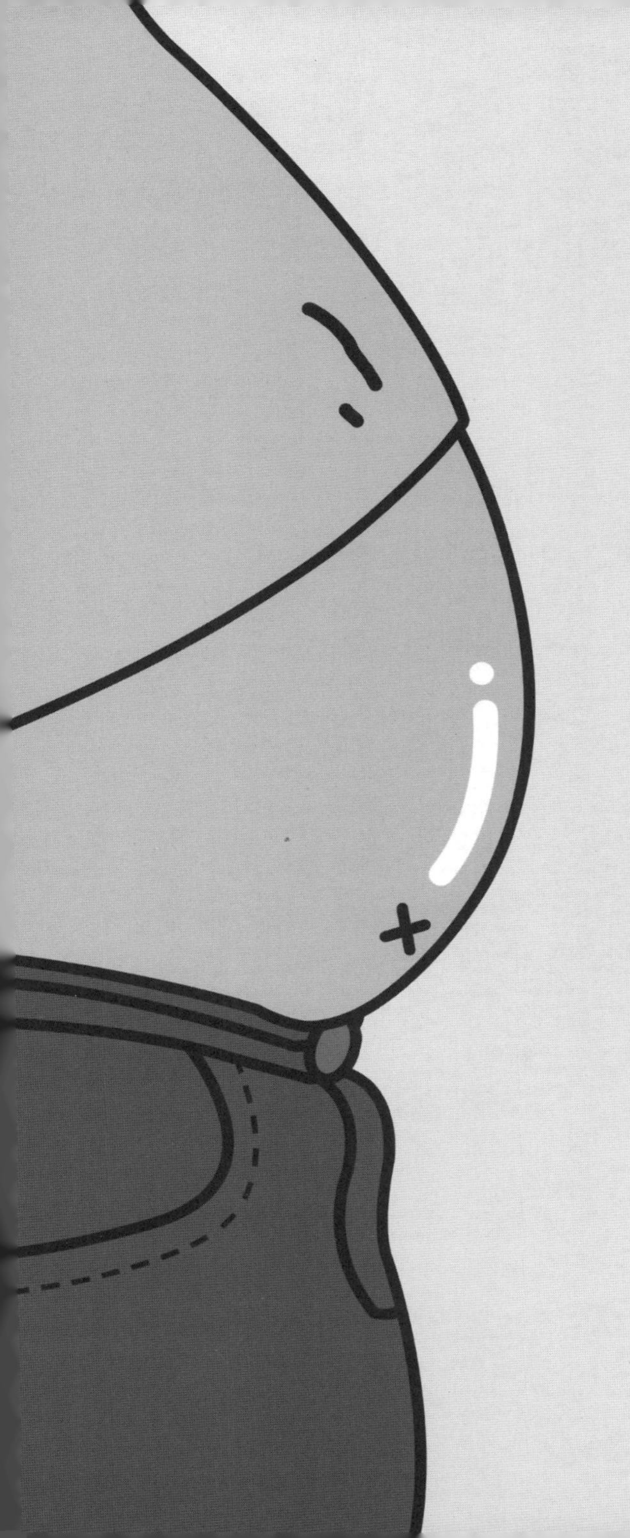

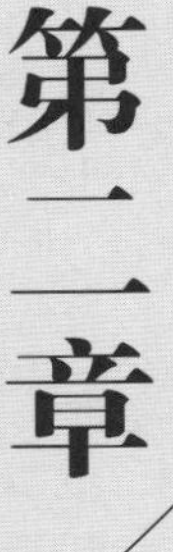

第二章

肥胖症的病因病机

祖国医学对肥胖的认识源远流长，早在春秋战国时代就有相关记载。《灵枢·卫气失常篇》中就有关于“脂人”“膏人”和“肉人”的描述。《灵枢·阴阳二十五人第六十四》:“土形之人……其为人，黄色园面，大头，美肩背，大腹，美股胫，小手足，多肉，上下相称。”这种土形人就是古人对肥胖患者面貌的描写。《素问·奇病论》中有“喜食甘美而多肥”的记载，说明肥胖和进食肥甘厚腻相关。中医学认为，肥胖的形成与先天禀赋、过食肥甘、疏于劳作、七情过度、年老体弱、脾胃虚衰等因素有关。各种致病因素使得人体阳气虚弱、脏腑功能失调、运化疏泄乏力、气机郁滞、升降失常、血行失畅，脂浊痰湿堆积体内，日久形成肥胖。

肥胖的病因与饮食、年龄、先天禀赋、缺乏运动等多种因素相关。胃强脾弱之人，在病因作用下，酿生痰湿，导致气机运行不畅，血行瘀滞，郁遏生热，导致肥胖及相应病理变化。肥胖的病因病机简单概括起来包括先天禀赋不足，饮食不节，劳逸失常，内伤情志，脏腑功能失调，外感湿邪，生活起居等因素，导致膏湿、痰浊的形成，发为肥胖。

第一节 肥胖症病因

1. 先天禀赋不足

肥胖发病具有一定的家族多发性。现代研究发现具有一定的遗传特性。体质与遗传有密切关系。《内经》即认识到肥胖与人的先天禀赋，体质有关，阳盛体质，胃热亢进，饮食不节，脾运不及，致膏脂堆积，形成肥胖。中医认为阳热体质，胃热偏胜，食欲亢进。摄入过多水谷，困遏脾运，痰浊内生，堆积而发为肥胖。《灵枢·逆顺肥瘦》：广肩腋项，肉薄厚皮而黑色，唇临临然，其血黑以浊，其气涩以迟。《素问·奇病论》“必数食甘美而多肥也，肥者令人内热，甘者令人中满”。

特别是脾肾素虚，气虚体质者，是肥胖病的重要内在因素。肾为先天之本，主水之脏，脾为后天之本，主运化水液，水谷精微，二者在生理相互促进，协同作用。病理上亦是互为因果。肾气不充，一身之气则不足，脾气亦不足，则脾脏运化转输水谷精微功能下降，为膏为湿为痰，分布于肌肤、腠理、脏腑发为肥胖。气分阴阳，肾阳不足，火不暖土，脾阳亦不足，脾肾阳虚，水谷精微不得运化转输。亦可为膏为湿为痰，发为肥胖。此外，肥胖之人多有气虚，《景岳全书·杂证谟–非风》曰“何以肥人反多气虚？盖人之形体，骨为君，肉为臣也。肥人者柔胜于刚，阴生于阳也，肉以血成，总属阴类，故肥人多有气虚证。”其中，以肺脾气虚之候者常见，肺主行水，通调水道，肺气虚，不能将脾脏转输至肺的水谷精微通过肺脏的宣发肃降作用正常布散，聚而为湿，为痰；脾脏气虚，运化转输水谷精微的功能减弱，不归正化为膏为湿为痰，从而加重肥胖的发生。该类型患者临床上可出现脾虚湿盛、脾肾两虚、肺脾气虚、气虚血瘀、痰湿壅盛等证。

2. 饮食不节，痰湿壅滞

《素问·异法方宜论》:“其民华食而脂肥。”《素问·通评虚实论》:“肥贵人则高粱之疾也。”暴饮暴食之人，常胃热偏胜，腐化水谷之功能亢旺。饮食不节，食量过大，或恣食肥甘、膏粱厚味，水谷精微在人体内堆积为膏脂，困遏脾运，久则致脾之运化功能受损。进一步发展，则导致超量水谷不能化为精微，遂变生膏脂，随郁气之流窜而停于筋膜腔隙，分布于皮肤、腠理、脏腑等发为肥胖，正所谓“气血有余，化为膏脂”，形成肥胖。张志聪云:“溢于外则皮肉膏肥，余于内则膏肓丰满”。故《素问·奇病论》有“此肥美之所发也，此人必数食甘美而多肥也”之论述，表明了饮食失于节制是导致肥胖的关键因素。同时，由于水谷精微的过量摄人，超过了脏腑自身的转输功能，生成的膏脂，遍布全身，阻碍气机的升降出入，日久，气机不畅致脏腑功能受损，尤以肝气郁滞为重。肝气郁滞横逆犯脾，导致脾失健运，脾的正常转输功能减弱，不能将胃肠消化吸收的水谷精微全部上输心肺转化为气血，把超出正常人体所需的水谷精微化为膏、湿、痰，停留于人体各处。由于湿邪为患，重浊黏滞，阻碍气机，痰邪更甚，痰湿入血，血行缓慢，而成血浊，三者为患，加重痰湿的形成。正如虞抟所言“津液稠粘，为痰，为饮，积久渗入脉中，血为之浊”。另外，暴饮暴食损伤脾胃，引起脾气虚弱，导致脾胃运化失健，不能布散水谷精微及运化水湿,致湿浊内生,酝酿成痰,痰湿聚集体内,使人体臃肿肥胖。如此往复,湿痰浊更重,从而加重肥胖的形成。张景岳指出“盖痰涎之化,本由水谷,使果脾强胃健,如少壮者流,则随食随化,皆成气血,焉得留而为痰。惟其不能尽化,而十留其一二,则一二为痰矣,十留三四,则三四为痰矣”。该类型患者肥胖后多出现胃热炽盛,肠燥津亏等证,日久可发展为阴虚内热证。

3. 七情失常,忧思困脾

中医学认为,脾在志为思,“思伤脾”,脾伤则运化失健,水湿痰浊膏脂内生。情志抑郁,一则引起肝气不舒气机失调,津液输布失常,水湿滞留;二则肝郁“木不达土”,影响脾胃;还可引起气滞血瘀,出现血瘀的证候。脾气虚弱,运化失职,痰湿内生,聚集而成肥胖;恼怒愤懑,精神紧张,肝失疏泄,气机郁滞,木壅土郁,气结伤脾,或气郁化火,炼液成痰,痰积湿滞,导致肥胖。《王氏医通》:“肥人嗜酒者,湿热生痰,多入四肢;……善怒者,郁热生痰,结聚上焦。”精神刺激或长期郁怒,思虑,五志过极则气机郁结,以肝脏最为明显。肝性喜条达,而恶抑郁,主疏泄,调畅一身之气机,情志刺激,首先影响肝脏疏泄功能,致使肝脏疏泄失职,气机紊乱,气血运化失常,肝郁化火上犯于肺,肝气郁滞横逆犯脾,肝肾同源,肝阴不足,下及肾阴,致肾阴不足。致使肺脾肾三脏功能受损,气机不利,水液代谢障碍,水谷精微不能正常化生为气血津液,而为膏、为湿、为痰、为浊。同时,肝胆互为表里，肝脏疏泄功能异常，胆汁不能正常排泄，以助水谷精微运化，浊脂内聚，发为肥胖。其次，忧思困脾，脾气不得畅达，日久脾气虚弱，脾脏运化转输失职，膏、湿痰内生，发为肥胖。该类型患者肥胖后可发展为肝郁气滞，肝火上炎。肝郁脾虚型肥胖，日久可致气滞血瘀型肥胖。

4. 年老体弱，脏腑功能失调

壮年之后，正气渐减，尤其阳气渐耗，阴气渐胜，起居变衰，使肺、脾、肾主水失职，痰浊渐生，与渐盛之阴气相互促进，推动体重随着年龄的增加而不断加重。《素问·阴阳应象大论》说："年四……起居衰也；年五十，体重，耳目不聪明矣。"肾为先天之本，蕴一身之阳而温煦脏腑，肾气亏虚则火不温土，脾气虚弱，运化输布无力，水谷精微堆积为膏脂和水湿，留滞体内而致肥胖。《脾胃论》："脾中元气盛，则能食而不伤，过时而不饥。脾胃俱实则能而肥，脾胃俱虚则不能而瘦，或少食而肥，虽肥则四肢不举，盖脾实而邪气盛。""脾胃俱旺，能食而肥……油腻、厚味，滋生痰涎。"木盛克土，肝气郁结或肝火旺盛，脾气运化失调，导致肥胖；年老气衰，五脏六腑功能减退，饮食水谷不能正常转输，亦导致肥胖。《杂病源流犀烛》："人之肥者气必虚。"《景岳全书·杂症谟·非风》："何以肥人反多气虚？……肥人者，柔胜于刚，阴胜于阳者也，且肉以血成，总皆阴类，故肥人多有气虚之证。

5.劳逸损伤，气机不畅

肢体百骸为用，阳气振奋、阴精津血流畅，则气畅血运、脏腑功能协调,同时阴液为阳所动,凑理开合,而微微汗出。汗为津所化生,“汗血同源”,《温病条辨》曾说:“汗者也,合阳气阴精蒸化而出者也”,可见汗液的排泄会消耗一定的“阴精”和能量。“心主血脉”,在液为汗;肺主皮毛,朝百脉,通调水道。汗出则心脉畅、肺气宣、百脉调、水道通,气血津液各为所用而不积滞为患。“脾主身之肌肉”,脾又主四肢。《素问集注·五脏生成》说:“脾主运化水谷之精,以生养肌肉,故主肌肉。”《素问·太阴阳明论》又说:“四肢皆禀气于胃而不得至经,必因于脾乃得禀也。”《素问·经脉别论》说:“食气入胃,散精于肝,淫气于筋。”可见,四肢肌肉筋脉的营养以及功能均有赖于脾胃之水谷精微。反过来看,四肢肌肉筋脉之“用”会耗用一定的水谷精微,所以其活动有助于防止有余的水谷精微化为水湿痰浊膏脂,使体重不至于超重。《灵枢·卫气失常》所描述的“膏者,多气而皮纵缓,故能纵腹垂腴”的“膏人”,即是现代医学所称谓的由于运动量少,腹部脂肪堆积为特点的腹型肥胖。《素问·宣明五气》说:“久卧伤气。”过度安逸则神疲气乏,气机弛缓。气机虚乏、呆滞,化津运湿无力,痰湿易生;血运无力,又可瘀血内生。动则生阳,静则生阴。喜坐懒动之人,阴盛而阳弱,阳气之气化功能不足,可致律被不归正化,修为表湿,化为脂青面致肥胖。“久卧伤气,久坐伤肉”,好静懒动,气血运行迟缓,运化失司,水谷精微失于输布,化为膏脂和水湿,留滞于肌肤、脏腑、经络而致肥胖。唐代孙思邈

《备急千金要方,养性》有“获性之道,常欲小劳”“他食即卧,乃生百病”的告诫,认识到合理的体力活动是必需的。长期不良的生活方式会导致肥胖,平素运动量少,伏案工作,缺乏体力活动,机体气机不得鼓动激发,气化功能减弱,脏腑功能郁而不发,水谷精微代谢出现障碍,失于输布,为膏为湿为痰为浊,滞留肌肤、腠理、脏腑,发为肥胖。

其他因素,如外感湿邪,外邪直中脏腑,湿邪困脾,脾脏运化功能失常,水谷精微不归正化,亦可为湿,为痰,为浊,发为肥胖。肥胖初期过食肥甘厚味者,消化吸收功能正常,能量摄入过多,超过了肺、脾、肾的运化输布能力,转输功能下降为膏为湿为痰为浊,进而导致肝气瘀滞,横逆犯脾,可出现胃强脾弱表现。随着病情发展,湿、痰浊作为病理产物影响脏腑功能的运化转输,气机不畅,和(或)素体肝、脾、肾肺功能减弱者,加重湿痰浊等病理产物的形成,致使肥胖病的发生。肥胖病变日久,不能及时纠正,脏腑功能减弱,可出现阴虚内热、气滞血瘀、痰湿壅盛等证,常伴发他病,如消渴病、胸痹病、眩晕病、胆胀病、中风病、痹症、女性月经不调、不孕等。另外,长期服用某些药物可导致体重增加,如避孕药、抗精神疾病用药、糖皮质激素及胰岛素等。此外,肥胖还与性别、环境等因素有关,女性较男性活动量少,再加上孕、产等生理因素,肥胖更为多见。

从中医学角度阐述肥胖的总的病因病机为先天禀

赋不足、饮食不节、痰湿壅滞、情志内伤、脏腑虚弱、久坐少劳，气机不畅；其他如外感湿邪等。总体为为本虚标实之证，本虚以气虚、阳虚为主，病变脏腑可涉及肺、脾、肾、肝，其中以脾、肾、肝为重；标实以湿、痰、浊为主。

第二节 肥胖症病机

肥胖病机为胃强脾弱，酸生痰湿，导致气郁、血瘀、内热壅塞。所谓胃强脾弱是相对而言的。阳明阳盛，胃强者易于化热，胃热消灼，使水谷腐熟过旺。太阴阴盛，脾为土性，易伤阳气，易受湿困，乃生痰之源。胃纳太过，壅滞脾土，一则酿生湿热，进面化生痰湿；二则损伤脾阳，脾失运化而生痰湿。痰湿阻碍气机则致气郁。无论痰湿还是气郁，均可壅郁生热。痰瘀互生，气郁血瘀，热伤血络。因此，在痰阻、气郁、内热的基础上，也可形成瘀血。《素问奇病论》云："肥者令人内热，甘者令人中满。""中满"即痰湿、气郁。《灵枢·逆顺肥瘦》说："广肩腋项，肉薄厚皮而黑色，唇临临然，其血黑以浊，其气涩以迟。"即指在肥胖痰湿基础上，发生血瘀和气滞。病位主要在脾胃及肌肉，但与肾气虚衰关系密切，并可涉及五脏。

本病有虚、实之不同，但总体上是实多虚少。实主要在于胃热、痰湿，其中胃热是痰湿之因，膏脂堆积而成痰湿是胃热多食之果。先贤有"肥人多痰"之说。痰湿常与气郁、瘀血、水湿相兼为病，故痰瘀互结、痰气交阻、痰饮水肿者常见。虚主要是脾气亏虚，运化不足而水谷精微积为痰湿。故前人又有“肥人多气虚”之见。也有脾肾阳气不足，或兼见心、肺气虚及肝胆疏泄失调者。此外，尚有虚实相兼的本虚标实或标实本虚的情况，无论本于虚还是本于实，最终都导致膏脂堆积而为病。

临床病机之间的转化常见于三种情况。一是虚实之间的转化。如胃强者过食肥甘，水谷精微超过机体的需要而化为痰湿，聚为膏脂，形成肥胖，这见于大多数肥胖者的早期阶段，属于实证。但如长期饮食太过，加上痰湿郁遏，则可损伤脾胃，使脾阳不振、脾虚不运，也可导致胃失受纳，后天失养，正气因之而渐耗，病性逐渐由实转虚，久则脾病及肾，终致脾肾两虚。脾虚失于运化，痰湿内生，停于脏腑，阻于经络，气因湿阻，瘀因痰生，而致痰湿、气郁、瘀血相杂，从而转为以邪实为主之证，或正虚与邪实兼夹。二是各种病理产物之间的相互转化。如痰湿内停日久，阻滞气血的运行，可导致气滞或(和)血瘀。而气滞、痰湿、瘀血日久，常可化热，转化为郁热、痰热、湿热或瘀热互结。三是肥胖病变日久，常变生它病。《内经》中已经认识到肥胖与消瘅等病证有关，极度肥胖者，常易合并消渴、头痛、眩晕、胸痹、中风、胆胀、痹证等。

参考文献：

[1]李永华，王晓川，韩裕璧，等.中医学对肥胖病因病机的认识[J].中医药学报，2012，40(4):4–5.

[2]冯顺友.家传防麻参芪散配合针刺治疗单纯性肥胖21例[J].浙江中医杂志,1997,11(26):96.

[3]程汉桥.浅述肥胖病的中医诊疗[J].中国中医药现代远程教育,2011,09(12):91–97.

[4]张超.肥胖病中医病机探讨[J].云南中医杂志,1998.10(5):46.

[5]潘立民,马国庆,李敬孝.李敬孝教授治疗与肥胖相关医案二则[J].中医药信息,2011,28(4):19—20.

[6]卢思俭.肥胖及其病因病机探讨[J].中国中医基础医学杂志,2006,12(3):215–21.

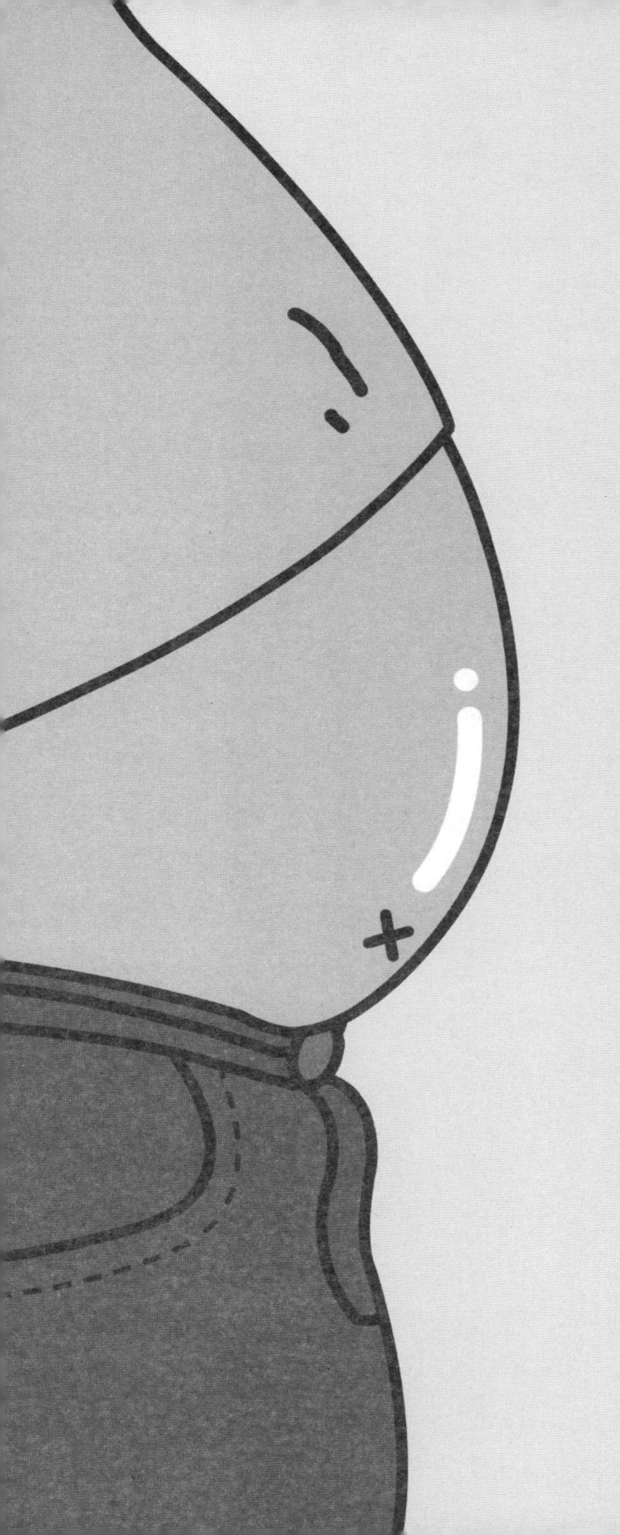

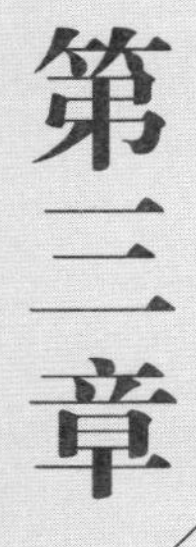

第三章 肥胖症的辩证分型

第一节 肥胖症的治则

现代对肥胖病因的认识承袭前人观点,认为主要包括先天禀赋不足、饮食不节、七情内伤、久卧久坐、外感湿邪、年老体衰等。肥胖病的病机相对复杂,多数医家认为:本虚,五脏亏虚,多以脾肾亏虚为主;标实,痰湿多见;病机可概括为脾失健运,痰浊内停,气虚不运,主要以脾肾亏虚、肝郁为本,痰、湿、热、瘀为标而形成本虚标实证,腑脏亏虚运化不及,由过食肥甘厚味、久坐久卧诱发,痰湿内聚或痰湿外袭,脂瘀互结,发为肥胖。

1 肥胖症中医辩证分型

结合1997年全国肥胖病研究学术会议修订的《单纯性肥胖病的诊断及疗效评定标准》和1995年中华人民共和国颁布的《中药新药临床研究指导原则》第二辑《单纯性肥胖病》的标准,将单纯性肥胖病划分为脾虚湿阻证、胃热湿阻证、肝郁气滞证、脾肾阳虚证、阴虚内热证五型。有学者通过收集近10年来有关中医药治疗单纯性肥胖和超重的文献,经过分类查找和频次统计,采用黄金分割法,单纯性肥胖和超重的常见的证型有:脾虚湿困证(24.64%)、湿热蕴脾证(18.13%)、肝郁证(16.61%)、脾肾阳虚证(13.36%)。其中病位证素主要为脾(38.61%)、胃(26.8%)、肾(12.85%)、肝(10.7%),病性证素主要为湿(43.74%)、痰(15.44%)、热(15.26%)、气虚

(11.74%)。据北京中医药大学对300例肥胖病人的分型:胃热滞脾型者63例,占21%;脾虚不运型者177例,占59%;痰湿中阻型者(过食肥甘损伤脾胃所致)45例,占15%;脾肾阳虚型者6例,占2%;肝郁气滞型者9例,占3%。认为各型均直接或间接与脾胃有关,脾胃证型合计为100%,说明其在肥胖发病中的重要性。上海普陀区中心医院分析200例肥胖病人, 气虚型者占12.5%,脾虚湿阻型者占52.5%,肾阳不足型者占8.5%,阴虚阳亢型者占32.5%,脾胃及有关证型占68%。肥胖病脾胃证型者(包括脾虚、痰湿、肝胃不和等)发生概率在68%~100%,说明肥胖病的发生与脾胃有密切关系,因此治疗上要充分考虑到调理脾胃。王琦教授认为肥胖可以分为3种类型:气虚型肥胖,治以健脾益气为主;痰湿型肥胖,治以化痰祛湿,温脾补肾;血瘀型肥胖,以活血祛瘀为主。徐云生教授认为需根据患者不同年龄区别治疗,儿童先天后天兼顾,中青年肝脾并调,老年人多在健脾基础上兼顾气血、滋养肝肾、活血化瘀。在不同环境与生活方式下,中药的使用在继承前人经验的基础上也需秉承天人合一的整体观念动态考量。

2 肥胖症各证型辨证要点

2.1 辨标本虚实

本病多为标实本虚之候,本虚要辨明气虚,还是有其他虚候。临床以气虚最为多见,常为脾虚、肾虚,表现为神疲乏力,少气懒言,倦怠气短,动则喘促,舌旁边有齿痕等肺脾肾气虚之候。标实要辨明气滞、膏脂、痰浊、水湿、痰热及瘀血之不同。痰湿明显者,表现为形体肥胖,腹大胀满,四肢沉重,头重胸闷,时吐痰涎;水湿偏重,多有腹泻便溏,暮后肢肿,舌苔薄白或白腻;痰热偏盛者,多见心烦口苦,大便秘结,舌红苔黄腻等。瘀血内停者,常见面色紫暗,舌暗或有瘀点瘀斑,舌下脉络迂曲,其中舌淡紫胖者,属气虚血瘀;舌暗红苔黄腻者,属痰热瘀血互结。

2.2 辨明脏腑病位

肥胖病有在脾,在肾,在肝胆,在心肺的不同,临证时需加以辨明。肥胖病变与脾关系最为密切,临床症见身体重着,神疲乏力,腹大胀满,头沉胸闷,或有恶心,痰多者,病变主要在脾。病久累及于肾,症见腰膝酸软疼痛,动则气喘,嗜睡,形寒肢冷,下肢浮肿,夜尿频多。病变在肝胆者,可见胸胁胀闷,烦躁眩晕,口干口苦,大便秘结,脉弦等。病在心肺者,则见心悸气短,少气懒言,神疲自汗等。

2.3 辨证诊断

《黄帝内经》将肥胖人群分为三类:“脂人”“膏人”“肉人”,其中,“肉坚,皮满者脂;肉不坚,皮缓者膏;皮肉不相离者肉。膏者多气而皮纵缓,故能纵腹垂腴;肉者身体容大;脂者其身收小。”现认为“脂人”多属于超重,还不能算得上真正的肥胖;“肉人”则属于身材高大健壮的人,亦不能算真正的肥胖,更像是肌肉含量多的人;“膏人”因为满腹脂肪，当属于真正的肥胖。

(1)湿热困脾证辩证要点

肥胖与湿热体质密切相关，随着现代生活方式改变，由于诸内外因素，以致湿热熏蒸，蕴结体内。湿热内蕴，会使水谷精微运化失常，形成膏脂，堆积体内，形成肥胖。症见肥胖，头身困重，烦热口黏，渴不欲饮，汗多怕热，困倦怠惰，午后进食后尤甚，大便粘腻，小便黄赤。舌红苔黄滑腻，脉滑数。

(2)脾虚湿滞证辩证要点

肥胖与痰湿质也关系密切，人体脏腑功能失调，易引起气血津液运化失调，水湿停聚，聚湿成痰。痰湿内盛，阻碍脾胃运化功能，水谷精微不化，痰瘀水湿堆积体内，阻滞脉络，积于皮下，形成肥胖。症见肥胖臃肿，神疲乏力，倦怠懒言，身体困重、劳累后更明显。舌淡胖或暗，边有齿印，苔薄白或白腻，脉沉细滑。

(3)肝郁脾虚证辩证要点

肥胖与气郁质关系尤为密切，与现代人们生活压力大，生活节奏快有关。人体之气是人体生命活动的根源和动力，气机运行不畅，气不能外达而结聚于内时，便形成“气郁”。气机郁滞，肝胆疏泄失常，影响脾胃运化，生成痰湿膏脂，积聚体内，形成肥胖。症见肥胖，脾气急躁易怒，口苦，胸胁胀满，善太息，食少，且进食后易腹胀，神疲气短，便溏不爽或泄泻，舌淡胖边有齿痕，苔白腻，脉弦滑。

(4)脾肾阳虚证辩证要点

中医学认为,机体阳气不足,则温煦、推动、蒸腾与气化等作用减退。人体阳气亏虚,虚寒内生,温运无力,水谷精微代谢失常,痰瘀水湿壅滞体内,形成肥胖。症见肥胖,恶寒或喜饮温水,腰膝酸软,脐中寒,神疲乏力,倦怠懒言,身体困重,多汗,汗出身凉,大便溏,小便清长,或有下肢及眼睑水肿,舌质淡或舌胖,苔薄白,脉缓或迟。

2.4 根据肥胖程度论述各型辩证要点

(1)胃肠积热型(结实肥胖)

临床主要表现:形体肥胖,多食善饥,口渴善饮,头晕失眠,怕热多汗,大便秘结,小便短赤,或兼有腹胀、口苦口臭,心烦,舌红苔黄,脉滑数。

(2)肝郁气滞型(腰腹肥胖)

临床主要表现:形体肥胖,腹部臃肿,情志抑郁或心烦易怒,失眠多梦,口苦咽干,妇女月经不调,量少或闭经,经前乳房胀痛,舌边尖红,苔薄黄,脉弦。

(3)脾肾阳虚型(浮肿肥胖)

临床主要表现:体态浮肿肥胖,面色萎黄,疲乏无力,肢体困重,脘腹不适,纳谷不香,大便溏薄,小便清稀,舌淡胖苔薄腻,脉沉细。

(4)阴虚内热型(壮实肥胖)

临床主要表现:体态肥胖,多食易饥,口干汗出,疲乏无力,心悸气短,头晕耳鸣,手足心热,五心烦热,舌红少苔,脉细数。

(5)脾肾两虚型(重度肥胖)

临床主要表现:体态肥胖,头晕头胀,易汗,腰膝酸软,下肢浮肿,食欲不振,气短懒言,疲乏无力,大便稀溏,舌淡胖苔白,脉细数微弦。

3 肥胖症治疗原则

针对肥胖症本虚标实的特点,治疗当以补虚泻实为基本原则。补虚常用健脾益气法,脾病及肾配合益气补肾;泻实法常用祛湿化痰法,结合行气、利水、消导、通腑和化瘀等,以祛除体内病理性痰浊、水湿、瘀血、膏脂等;其中,祛湿化痰法是治疗本病的最常用方法,贯穿于本病治疗过程的始终。

4 肥胖症的分型论治

4.1 胃热滞脾

主要临床表现:多食,消谷善饥,形体肥胖,脘腹胀满,面色红润,心烦头昏,口干口苦,胃脘灼痛,嘈杂,得食则缓。舌红苔黄腻,脉弦滑。

证机概要:胃热滞脾,精微不化,膏脂瘀积。

治法:清胃泻火,佐以消导。

方药:小承气汤合保和丸加减。

前方通腑泄热,行气散结,用于胃肠有积热,热邪伤津而见肠中有燥屎者;后方重在消食导滞,用于食积于胃而见胃气不和者。两方合用,有清热导滞化积之功,使胃热除,脾滞解,水谷精微归于正化。

常用药：大黄、连翘泻热通便；枳实、厚朴行气散结；山楂、神曲、莱菔子消食导滞；陈皮、半夏理气化痰和胃；茯苓健脾利湿。

肝胃郁热，症见胸胁苦满，烦躁易怒，口苦舌燥，腹胀纳呆，月经不调，脉弦，可加柴胡、黄芩、栀子疏肝清热；肝火致便秘者，加更衣丸；食积化热，形成湿热，内阻肠胃而致脘腹胀满，大便秘结，或泄泻，小便短赤，苔黄腻，脉沉有力，可用枳实导滞丸或木香槟榔丸；湿热郁于肝胆，可用龙胆泻肝汤。风火积滞壅积肠胃，可用防风通圣散。

4.2 脾虚不运

主要临床表现：肥胖壅肿，神疲乏力，身体困重，胸闷脘胀，四肢轻度浮肿，晨轻暮重，劳累后明显，饮食如常或偏少，既往多有暴饮暴食史，小便不利，便溏或便秘。舌淡胖边有齿印，苔薄白或白腻，脉濡细。

证机概要：脾胃虚弱，运化无权，水湿内停。

治法：健脾益气，渗利水湿。

方药：参苓白术散合防己黄芪汤加减。

参苓白术散健脾益气，燥湿止泻；防己黄芪汤益气健脾，利水渗湿，两方相合，健脾益气作用加强，以杜生湿之源，同时应用燥湿渗湿之品，祛除体内的多余湿邪。

常用药：人参、茯苓、白术、甘草、黄芪、大枣健脾益气，桔梗性上浮，协助补益脾气；山药、扁豆、薏苡仁、莲子肉燥湿健脾；陈皮、砂仁理气和胃燥湿；防己、猪苓、泽泻、车前子利水渗湿。

脾虚水停，肢体肿胀明显者，加大腹皮、桑白皮，或加入五皮饮；腹胀便溏者，加厚朴、陈皮、广木香以理气消胀；中阳不振，腹中畏寒者，加肉桂，干姜等以温中散寒。

4.3 痰湿内盛

主要临床表现：形盛体胖，身体重着，肢体困倦，胸膈痞满，痰涎壅盛，头晕目眩，口干而不欲饮，嗜食肥甘醇酒，神疲嗜卧。苔白腻或白滑，脉滑。

证机概要：痰湿内盛，留于体内，阻滞气机。

治法：燥湿化痰，理气消痞。

方药：导痰汤加减。本方燥湿化痰和胃，理气开郁消痞，善治痰湿内盛，气机壅滞之肥胖。

常用药：半夏、制南星、生姜燥湿化痰和胃；茯苓健脾渗湿化痰；橘红、枳实理气化痰；甘草调和诸药。诸药共奏化痰消痞之功。临床可加冬瓜皮、泽泻淡渗利湿；决明子通便；莱菔子消食化痰；亦可酌加白术健脾化痰。

痰湿化热，症见心烦少寐，纳少便秘，舌红苔黄，脉滑数，可酌加清化痰热之品，如竹茹、浙贝母、黄芩、黄连、瓜蒌仁等，并以胆南星易制南星。

4.4 脾肾阳虚

主要临床表现：形体肥胖，颜面虚浮，神疲嗜卧，气短乏力，腹胀便溏，自汗气喘，动则更甚，畏寒肢冷，下肢浮肿，尿昼少夜频。舌淡胖苔薄白，脉沉细。

证机概要：脾肾阳虚，水湿痰浊内停。

治法：温补脾肾，利水化饮。

方药：真武汤合苓桂术甘汤加减。前方温肾阳而利水；后方健脾利湿，化气行水；两方合用，共奏温补脾肾，利水化饮之功。

常用药：附子、桂枝补脾肾之阳，温阳化气；茯苓、白术利水化饮；白芍敛阴；甘草和中；生姜温阳散寒。

气虚明显，伴见气短，自汗者，加人参、黄芪；水湿内停明显，症见尿少浮肿，加五苓散或泽泻、猪苓、大腹皮利水渗湿；阳虚生内寒，而见畏寒肢冷者，加补骨脂、仙茅、仙灵脾、益智仁，并重用肉桂、附子以温肾祛寒。兼瘀血阻滞者，加当归、赤芍、川芎、泽兰、益母草。

临床本型肥胖多兼见并发症，如胸痹、消渴、眩晕等，遣方用药时亦可参照相关疾病辨证施治。

第二节 肥胖症的常用方药

学者运用循证医学系统评价与Meta分析的研究方法对中药治疗单纯性肥胖方面的文献进行全面、客观地评估显示：中药汤剂、中成药、中药药膳治疗单纯性肥胖的临床疗效确切且优于单纯饮食运动；中药汤剂、中成药、中药药膳治疗单纯性肥胖的安全性高，不良反应较少；中药对因肥胖引起的乏力、肢体沉重、便溏等症状均有一定程度的减轻。通过收集近10年来有关中医药治疗单纯性肥胖和超重的文献，经过分类查找和频次统计，采用黄金分割法，单纯性肥胖和超重的常用的方药有：高频方剂有参苓白术散（14.30%）、佩连麻黄方（12.50%）、五苓散（8.93%）、柴胡疏肝散（7.14%）、真武汤（7.14%）、保和丸（5.36%）、逍遥散（5.36%）。分属方剂种类为补益剂、祛湿剂、消导剂等；高频中药有 18 味，分别是茯苓、白术、山楂、荷叶、黄连、甘草、泽泻、大黄、麻黄、丹参、佩兰、薏苡仁、半夏、山药、决明子、桂枝、白芍、柴胡，分属于中药种类为利水消肿药、补气药、清热燥湿药、温化寒痰药等，在统计的药物中药性属平性的药物最多，占总频次的 38.02%，其余依次为温、寒、凉、热，在药味方面，甘性药物最多，占总频次的 34.12%，药物归经最多的为脾经，占总频次的 23.67%。

1 辨证治疗肥胖症的方药

按中医辨证分型治疗。邢宁等按中医辨证分型，胃热湿阻型：治则清热利湿。处方：防风通圣散合己椒苈黄丸加减。脾虚湿阻型：治则健脾益气祛湿。处方：参苓白术散合防己黄芪汤加减。肝郁气滞型：治则疏肝理气清热。处方：柴胡疏肝散加减。肾脾阳虚型：治则温肾健脾化湿。处方：金匮肾气丸合防己黄芪汤加减。阴虚内热型：治则：滋养肝肾。处方：杞菊地黄丸加减。崔鸿峥把肥胖分为三型：痰湿困脾型：治以健脾利湿涤痰，药用茯苓、桂枝、白术、甘草、防己、泽泻、荷叶、草决明；脾胃实热型：治以健脾和胃泻热，药用生地黄、当归、黄连、升麻、大黄、枳实、草决明；气滞血瘀型：治以理气活血化瘀，药用茯苓、桂枝、牡丹皮、赤芍、桃仁、柴胡、陈皮、木香。也有医者临床上据病情变化多从痰湿、血瘀、脾虚湿阻、肠道壅滞、肝肾阴虚、肾阳虚弱等六个方面论治，痰湿者以二陈汤、瓜蒌薤白白酒汤加减；血瘀者以冠脉二号方加减；脾虚湿阻者以七味白术散加减；肠道壅滞者以麻子仁丸加减；肝肾阴虚者以知柏地黄汤加减；肾阳虚弱者以肾气丸加减。

2 辨病治疗肥胖症的方药

单纯性肥胖大多没有明显的症状可辨，辨病治疗就成为最直观的治疗方法。何浩等认为补脾益气，清胃降火，平衡脾胃作为该病的主要治则，同时强调调补肺肾，组成胖子减肥胶囊（黄芪、牡丹皮、栀子），共奏补脾益气、和胃降火之功效。临床研究表明，该药具有良好的减肥功效，体重指数明显下降、最低进食量明显减少。张宽智提出从肝论治原则，自拟疏肝消肥汤：柴胡、枳实、当归、香附、郁金、泽泻、丹参、生山楂、荷叶、水蛭、大黄，随证加减，先后治疗 158 例，显效 81 例，有效 58 例，无效 19 例，有效率 88.0%。

3 单味中药及主要成分

《神农本草经》曾记载过大量的“轻身”之品，像枸杞、人参、石蜜、猪苓、杜仲、菟丝子、地黄、山药、大枣等。唐代医家孙思邈在《备急千金要方》中记载“桃花三株，阴干末之，……可细腰身，令人面泽白悦泽……”，因为桃花具有减肥功效，常服用可令腰腹纤细。桃花的药用，在《肘后备急方》中有描述："能荡涤痰浊，走泄下降，……用之治气实，……，二水饮肿满，积滞，……则有功无害。"又有《证治要决》云："荷叶灰服之令人瘦……。"说明中药的确有治疗肥胖症的疗效，古人在大量的临床实践中已积累了非常丰富的经验。近年来的实验证明，多种中药都具有减肥祛脂的作用，其中祛痰化浊、利湿降脂的有：生大黄、虎杖、苍术、泽泻、茵陈等；活血化瘀、减肥祛脂的有：丹参、益母草、生山楂、鸡血藤、川芎等；滋阴养血、减肥降脂的有：旱莲草、生地、山茱萸、枸杞子、灵芝等。

肥胖症乃痰湿所致，治疗上应健脾祛湿（茯苓、白术）兼温阳（桂枝）、行气（枳壳、木香、焦槟榔）、活血（益母草、郁金）、利水（猪苓、车前子）等多方面入手，以祛除体内湿邪，健脾兼疏肝，以防木乘脾土导致水湿难运；同时宁心安神（合欢皮、首乌藤），以利于阳气运行而运化水湿。研究表明，诸多益气健脾中药单药或复方可改善菌群失调进而治疗肥胖，茯苓、当归、白术等中药对正常菌群有扶植作用，同时使肠道 PH 值下降，提高双歧杆菌的黏附性，由黄芪、太子参、山药等有健脾止泻功效，能够调节脾虚泄泻小鼠肠道菌群的失衡，改善小肠吸收细胞绒毛的结构而发挥减轻体质量的作用，牡丹皮、赤芍可明显调节高脂饮食导致的肠道菌群失调，其作用类似于二甲双胍。实验证明用中药大黄治疗肥胖症大鼠,血糖、血脂、血清 SOD 和 MDA 等指标均下降。饮用决明子茶结合步行锻炼的方法对中老年的减肥效果确切。中药的具体减肥作用机制较为复杂,主要通过抑制脂质吸收及合成,促进脂质代谢等。荷叶是常见的清热中药,其主要活性成分是生物碱和黄酮类,荷叶的现代研究有减肥、降血脂的功效,近些年以来,以荷叶为主要成分的减肥降脂制品应用越来越广泛,如荷丹片、血脂宁、脂脉康胶囊、通脉降脂片等,主要用于减肥及冠心病、高血压病、高脂血症、糖尿病、脑血管疾病的预防。

实验证明,下列药物有减肥祛脂作用:

祛痰化浊、利湿降脂:生大黄、虎杖、泽泻、茵陈、草决明、苍术、清半夏、番泻叶、洋葱、大蒜、蚕蛹、槐米、柴胡、金银花、姜黄、茅根、荷叶、薏苡仁。

活血化瘀、减肥祛脂:茺蔚子、丹参、赤芍、益母草、三七、生山楂、五灵脂、香附、三棱、莪术、鸡血藤、牛膝、当归。

滋阴养血、减肥降脂:旱莲草、女贞子、何首乌、生地黄、山茱萸、枸杞子、菊花、桑寄生、灵芝。

减肥中药有效成分也有系列研究,如山楂黄酮、大黄蒽醌、决明子大黄酚、茶叶多糖等。山楂含有以槲皮素为重要功能物质的山楂黄酮,而槲皮素具有很好的抗氧化活性,还可与肾上腺素协同发挥增加脂类分解、减少大鼠脂肪细胞的糖吸收功效。大黄主要的活性成分为大黄酸、大黄素、芦荟大黄素、大黄酚、大黄素甲醚等蒽醌类化合物,其具有抗氧化及清除自由基、抑菌抗炎、抑制胰酶活性、促进胆汁和类固醇排出体外、保护肝肾、改善微循环、抗癌等多种药理作用。何首乌含蒽酮类物质,决明子含有大黄素蒽醌、大黄素甲醚、大黄素葡萄糖甙等,这些成分均可增强肠蠕动,促进胆固醇、三酰甘油的排泄,减少脂肪吸收。荷叶中的生物碱类成分具有减肥降脂功效。赤小豆含有黄酮类、鞣质、五环三萜皂苷类等化合物。三七的主要抗炎活性成分为三七总皂苷,对多种炎症模型有明显的炎症抑制作用。

王雪青等研究葛根素对饮食诱导肥胖大鼠的减肥作用及对与肥胖相关细胞因子的影响,结果表明给药处理 42d, 葛根素处理组与营养性肥胖模型大鼠比较,分别降低体质量 21% 、血糖水平 16%、LDL－C20%、TG58%;依次降低 SD 大鼠血清中的 TNF-α、VEGF、胰岛素和瘦素细胞因子水平为 36%、36%、12%和 70%,HDL-C26%以及脂联素水平 16%。沈艳等用黄连素口服治疗肥胖型糖尿病患者结果显示黄连素可以, 改善胰岛素抵抗,降低 BMI。荷叶碱可降低肥胖小鼠体质量、Lee's 指数、腹股沟皮下脂肪质量百分比($P<0.05$), 缩小脂肪细胞体积,下调血清总胆固醇(TC)、甘油三酯(TG)、低密度脂蛋白胆固醇(LDL-C)水平($P<0.05$),改善肠道菌群失调,增加 Alloprevotella,Turicibacter,Lactobacillus 的相对丰度,减少 Helicobacter 的相对丰度,下调脂肪组织炎症因子 IL-6,IL-1β,TNF-α 基因表达($P<0.01$),降低

血清炎症因子 IL-6,IL-1β,TNF-α 水平($P<0.05$),上调结肠组织紧密连接相关 occludin 和 ZO-1 基因表达($P<0.01$),因此荷叶碱可能通过改善肠道菌群,降低肠道通透性来缓解慢性炎症进而发挥治疗肥胖的作用,荷叶的减肥效果可能与其作用于 PPAR-γ、Leptin 的表达有关,PPAR-γ 属于核受体超家族配体依赖的转录因子,被特定的配体激活后,特异性识别其靶基因启动子区域的作用元件发挥转录调控功能。在脂肪细胞中,PPAR-γ 可以转录调控糖代谢相关基因表达并促进 TG 的积累。在小鼠胚胎成纤维细胞(MEFs)和 3T3-L1 细胞中敲除 PPAR-γ 基因导致其成脂分化能力丧失,而缺乏 PPAR-γ 基因的嵌合体小鼠胚胎不能形成脂肪组织,体内外的研究证实了 PPAR-γ 的表达是脂肪组织形成的必要条件。黄链莎等采用芹菜素连续灌胃 4 周治疗肥胖型 db/db 小鼠的脂肪代谢紊乱,结果显示,与模型组比较,芹菜素治疗组小鼠的体质量、空腹血糖(FBG)、CHO、TG、游离脂肪酸(FFA)水平均明显下降,脂肪细胞体积减小,脂肪组织 p-AMPKα 水平提高,同时 SREBP-1c、FAS mRNA 表达水平显著下调,提示芹菜素可以改善脂肪代谢紊乱,减小细胞体积,其机制是通过调控脂肪组织 AMPK 信号通路关键分子的表达抑制脂肪酸代谢。孙乐等应用苦丁茶提取物粗壮女贞总苷(CNTG)治疗食源性肥胖黄金地鼠,在连续灌胃 4 周后,与模型组相比,CNTG 高剂量组血清 LDL-C、TC 和 TG 水平明显下降

($P<0.05$ 或 $P<0.01$)、肝脏中 AMPK-α 和肝激酶 B1(LKB1)的表达升高($P<0.05$)。该研究提示 CNTG 能促进地鼠肝脏中 LKB1 磷酸化从而激活 AMPK,降低血液及肝脏中 TC、TG 含量,改善脂肪代谢,起到减脂效果。吴雯等应用桑叶提取物对食源性肥胖大鼠连续灌胃 13 周,结果显示,与模型组相比,桑叶提取物两个剂量组大鼠脂肪组织磷酸化腺苷酸活化蛋白激酶 α(p-AMPKα)(p-AMPKα)表达均升高($P<0.01$)、C/EBPα、PPAR-γ 表达均明显下降($P<0.01$)。其睾周脂肪细胞体积有不同程度的减小($P<0.01$),细胞形态改善,提示其作用机制可能是通过升高脂肪组织中 p-AMPKα,降低 PPAR-γ、C/EBPα 及脂蛋白脂酶(LPL)等脂肪细胞关键转录因子的表达,抑制脂肪细胞的分化,缩小脂肪细胞,从而减少脂肪的聚集达到减肥的效果。雷公藤红素可通过提高瘦素敏感性使高脂饮食诱导的肥胖(DIO)小鼠食欲减退,体重大幅减轻,该研究首次揭示雷公藤红素可以通过瘦素发挥抗肥胖的作用,高脂饮食小鼠给予雷公藤红素干预后,小鼠肥胖症状显著改善,包括体重下降,皮下脂肪蓄积减弱,肝组织中脂肪蓄积减弱,甘油三酯含量下降。可能的机制是雷公藤红素通过上调 LKB1 表达,在不改变蛋白水平的情况下, 促进 AMPKα 磷酸化而发挥作用。作为细胞内能量感受器,磷酸化的 AMPKα 通过降低 Srebp-1c 的表达,调节脂质合成,减少脂质堆积。此外,雷公藤红素通过抑制肝组织中 NF-κB 通路活化,下

调 IL-6、TNFα、IL-1β 等炎性因子的水平，抑制由高脂饮食造成的炎症，改善脂肪肝症状。

4 中医经典复方

中药复方可以调节人体气血阴阳、祛邪扶正，还可以通过患者病情改变而随之加减，在治疗单纯性肥胖方面广泛应用。赵进军等在《肥胖病的中药治疗》中指出中医治疗肥胖基本有八个原则：①化湿，用于脾虚湿聚之症，代表方为二术四苓汤、泽泻汤、防己黄芪汤；②祛痰，用于痰浊内停证，轻者用二陈汤、平陈汤、三子养亲汤，重者用控涎汤；③利水，微利用五皮饮，导水用茯苓汤、小分清饮，逐水用舟车丸、十枣汤；④通腹，用小承气汤、调胃承气汤或单味大黄长期服用；⑤消导，用三消饮、保和丸；⑥疏肝利胆，用温胆汤、疏肝饮、消胀散；⑦健脾，用五味异功散、枳术丸、五苓散、参苓白术散；⑧温阳，用济生肾气丸、甘草附子汤、苓桂术甘汤。临床治疗需要标本兼顾，主从结合，多主张复方参合运用，有助于提高疗效。

冯居秦等使用大柴胡汤化裁治疗焦虑性单纯性肥胖病，3 个月后患者体重明显减轻，中药组总有效率 92.3%，随访 1.5 年发现，中药反弹率较服用芬氟拉明更低；冯居秦认为焦虑型肥胖者多因压力过大、精神焦虑导致肝木伐土，脾滞生热，胃火亢盛发为肥胖，故称为“肝胃郁热肥胖”。冯志海认为，肥胖症痰湿积聚日久亦可生热，而成湿热型肥胖症，以湿热困脾为病机，湿重于热者用三仁汤加减健脾理气，渗利湿热，宣上、畅中、渗下而使气机疏利，三焦宣畅，脾气健旺，湿热分消；热重于湿者用黄连温胆汤加减，健脾祛湿，清热化痰，3个月左右患者体质量控制良好。刘佳迪采用乌梅丸加减治疗肥胖2型糖尿病痰热内蕴证，治疗组给予普通糖尿病饮食控制及二甲双胍(0.5g,Tid,po)治疗基础上给予乌梅丸加减(400ml,Bid,po)，对照组给予糖尿病饮食控制及二甲双胍(0.5g,Tid,po)，采用随机对照，临床观察12周，结论显示乌梅丸能明显改善患者症状、体征，降低血糖、改善肥胖，在临床上值得进一步推广应用。吴赛应用加味半夏白术天麻汤(半夏9 g，白术18 g，天麻6 g，陈皮6 g，钩藤15 g，茯苓18 g，泽泻30 g，甘草3 g)治疗肥胖性高血压大鼠模型，结果显示，与模型组比较，高剂量治疗组的大鼠血清Leptin水平显著下降（$P<0.05$），下丘脑LepR分布密度显著上升（$P<0.05$），下丘脑中JAK2和STAT3的蛋白表达较高，JAK2/STAT3信号通路最重要的负反馈调节因子细胞因子信号转导抑制因子-3(SOCS-3)的表达较低，提示加味白术天麻汤通过降低外周血Leptin水平，激活JAK2/STAT3信号通路，改善Leptin抵抗，治疗肥胖。高悦用佩连麻黄方治疗诊断为单纯性肥胖伴IGT且中医辨证符合胃热滞脾证的患者，采用随机数字表法将其分为治疗组(n=30)与对照组(n=30)，对照组予控制饮食、合理运动等基础治疗，治疗组在对照组基础上加服佩连麻黄方加味治疗，两组均连续

治疗 8 周,研究证明佩连麻黄方加味可降低单纯性肥胖伴 IGT(胃热滞脾证)患者的中医证候积分及中医单项症状积分,有效改善单纯性肥胖伴 IGT(胃热滞脾证)患者口渴喜饮、口苦口干、胃脘嘈杂、多食易饥、肢重倦怠等中医症状,及减轻患者体重,调节糖、脂代谢紊乱,改善胰岛素抵抗。段阳泉采用二陈汤加减治疗痰湿中阻型和湿热内蕴型 2 例肥胖患者, 痰湿中阻型患者加入厚朴、枳实、川芎、夏枯草、石菖蒲等,湿热内蕴型患者加入黄芩、黄连、泽泻、车前子、大黄等,均持续服药 3 个月,体质量分别由 90.5kg、103kg 下降到 73kg、87kg,且肥胖的诸多症状如头晕头重、咳嗽痰多、胸闷等均得到明显缓解,疗效显著。将随机纳入 56 例单纯性肥胖患者,将其分为对照组(28 例)和治疗组(28 例),对照组给予桔红丸治疗,治疗组组给予中药汤剂导痰汤加减(组方:茯苓 15g、陈皮 12g、枳实 10g、半夏 10g、甘草 6g、胆南星 12g),治疗 1 周后,治疗组临床疗效显著,对照组临床疗效较治疗组欠佳。治疗组与对照组总有效率分别是 85.71%和 60.72%。

5 中成药

林志燕等使用舒肝祛脂胶囊对单纯性肥胖成人进行治疗,2 个月后统计显示有效率为 66.67%,且血常规、肝肾功能、尿常规较治疗前无明显变化。吴斌等应用益气、养阴、活血的丹蛭降糖胶囊(DJC,由太子参、生地、菟丝子、牡丹皮、水蛭等中药组成)治疗肥胖慢性肾病大鼠模型，在8周的药物灌胃治疗后，与对照组相比，经DJC治疗后的大鼠血脂、尿酸、肌酐、尿素氮和肾内脂质沉积明显降低，肾脏组织pAMPK、过氧化物酶体增殖物激活受体-α（PPAR-α）蛋白表达明显升高，PPAR-γ的蛋白水平明显降低（$P<0.05$ 或 $P<0.01$），提示DJC能通过激活AMPK，进而活化下游脂肪分解基因PPAR-α的表达，抑制脂肪生成基因PPAR-γ、SREBP-1c的表达，并有一定的剂量效应。左加成利用降糖消渴颗粒（葛根、人参、山茱萸、山药等10味药材）治疗肥胖小鼠，并进一步探讨其益气温阳组分减肥降糖的可能机制。结果显示，降糖消渴颗粒组较模型组体质量下降，摄食量减少，体脂及FFA水平下降，WAT、BAT内脂肪细胞体积均变小，脂滴含量明显减少，多腔的米色脂肪细胞增多，WAT内UCP1蛋白水平明显增高（$P<0.05$），而其益气温阳组分人参皂苷Rbl、人参皂苷Rg3、肉桂醛发挥与复方相似的作用，其中以肉桂醛的作用最为明显。结果提示，降糖消渴颗粒上调脂肪组织中UCP-1的表达，促进WAT棕色化，增加产热，改善肥胖。梁绮君等认为，因气虚阳衰导致痰浊、湿热、瘀血形成而发肥胖症者，治疗上要祛湿化痰贯彻始终，并结合清热、行气、利水、消导、通腑、化瘀等法，其以山楂消脂胶囊（主要成分为山楂、大黄、甘草）治疗38例肥胖症12周，并与对照组38例实施生活方式指导干预比较。结果显示，山楂消脂胶囊降低肥胖症患者体质量、缩小

腰围和臀围，降低血压、血脂、空腹胰岛素水平(FINS)和胰岛素抵抗指数(HOMA-IR)，减少全身、下肢、髋部Gynoid区脂肪含量的效果更佳($P<0.05$)。

6 单验方

汤剂具有吸收快，能快速的发挥疗效，涤荡病邪，自古医家常选用中药汤剂治疗疾病。周雄根选用宣肺消脂汤(麻黄、杏仁、桑白皮、浙贝母、荷叶、夏枯草)配合控制饮食及适度运动治疗肥胖病109例，3个月后观察BMI、腰围、脂肪率明显下降；空腹血糖、总胆固醇、胰岛素均有明显改善。陈玲玲等选用加味黄萸方(黄连、大黄、陈皮、山茱萸、三七、蒲黄、泽泻、黄芪、茯苓、丹参、炒白术、山楂)治疗腹型肥胖伴高脂血症患者，在10周后患者腰围体重减轻，血脂降低，CRP、TNF-α也降低。张芝平通过自拟方健脾补肾方(山药、黄芪、茯苓、白术、泽泻、香附、黑米)治疗单纯性肥胖，总有效率约83.7%。盛昭园等以健脾除湿、解郁疏肝为治则，采用健脾疏肝降脂方(主要用药有炒苍术、炒柴胡、制半夏、制香附、茯苓、泽泻、决明子、荷叶)治疗34例肝郁脾虚型肥胖症28d，并与对照组34例以安慰剂治疗对照。结果显示，治疗组总有效率(85.20%)高于对照组(44.11%，$P<0.05$)，且在降低体质量指数(BMI)，改善中医证候评分，降低总胆固醇(TC)、甘油三酯(TG)、低密度脂蛋白胆固醇(LDL-C)、瘦素，升高高密度脂蛋白胆固醇(HDL-C)方面，均优于对照组($P<0.05$)。连真等用肥胖1号方(药物

组成：茯苓 15 g，陈皮 9 g，桑叶 15 g，绞股蓝 15 g，荷叶 15 g，泽泻 15 g，丹参 15 g，冬瓜皮 15 g）治疗脾虚痰湿型肥胖症合并胰岛素抵抗，治疗组 BMI、胰岛素抵抗指数（HOMA - IR）及血脂均较对照组下降。焦艳芳用祛脂毒茶方（主要包括生大黄、生山楂、泽泻、甘草等）治疗肥胖型 2 型糖尿病，结果显示祛脂毒茶可以改善肥胖型 2 型糖尿病患者症状，降低 BMI，改善糖脂代谢紊乱。研究显示温阳为主中药复方对肥胖大鼠体质量和血脂的影响，结果表明，温阳复方能有效降低体质量的同时，可以降低肥胖大鼠的 TG、TC、LDL，并升高 HDL（$P < 0.05$）。陈愉等应用复方大黄制剂（以大黄为主的中药复方制剂）灌胃 1 个月治疗肥胖大鼠，并检测大鼠脂肪组织的 Leptin 以及 C/EBPαmRNA 的表达水平，C/EBPα 可以通过结合 ob 基因，在转录水平提高 Leptin 的表达，使肥胖个体的 Leptin 抵抗更加严重。结果表明，用药后肥胖大鼠的 Leptin 和 C/EBPαmRNA 表达水平同时降低。该研究提示：复方大黄制剂发挥减肥作用是由于 C/EBPαmRNA 表达降低继发脂肪细胞 Leptin 表达降低。复合平肥茶方（山楂、荷叶、泽泻各 6 g，茯苓 12 g）灌胃治疗单纯性肥胖大鼠，结果显示，复方平肥茶组大鼠体质量、血脂、血糖降低，肾周脂肪组织 UCP1 mRNA 表达明显增加。结果提示，复方平肥茶可以诱导 WAT 棕色化，维护了大鼠的糖脂代谢平衡。冯博等利用健脾调肝饮（生黄芪 30 g，柴胡 15 g，茯苓 15 g，白芍 15 g，薏苡仁 15 g，丹参 15 g，

佩兰 15 g，决明子 15 g，泽泻 12 g，大黄 6 g，山楂 12 g）灌胃 10 周治疗单纯性肥胖小鼠。结果显示，相较于肥胖组小鼠，中药组小鼠体质量明显降低，中药组小鼠自主活动度及核心体温较正常组、肥胖组小鼠全天均有所提高，中药组小鼠较肥胖组 WAT UCP1 mRNA 表达、UCP1 蛋白水平均显著增高（$P<0.01$）。结果提示，健脾调肝饮可有效增高小鼠 WAT 棕色化程度，并可能进一步通过 WAT 棕色化产热机制，提高肥胖小鼠自主活动度及核心体温，增加基础能量消耗，提高基础代谢率，从而达到减质量的治疗效果。刘翠翠研究显示连陈汤可以降低脾虚湿阻型肥胖患者的中医证候积分，明显改善其临床症状；也可以减轻脾虚湿阻型肥胖患者的体重、BMI、腰围、F%，并且降低其血清 TG、TC、LDL-C 水平，改善患者的脂质代谢紊乱；还可以增加脾虚湿阻型肥胖患者肠道菌群多样性，降低厚壁菌门数量，升高拟杆菌门数目，从而降低厚壁菌门/拟杆菌门的比值，这可能是连陈汤治疗脾虚湿阻型肥胖的作用机制之一。

第三节 肥胖症的中医诊疗共识

肥胖症的中医诊疗共识参考中华中医药学会 2017 年 9 月发布的《中医内科临床诊疗指南·肥胖症》的标准。

1 西医诊断

BMI 诊断标准：本规范采用由中华人民共和国国

家卫生和计划生育委员会发布的中国标准出版社出版发行的《中华人民共和国卫生行业标准: 成人体重判定(WS/T428–2013)》2013 版中提出的中国人肥胖诊断 BMI 界值，同时参考 AHA/ACC/TOS 联合发布的 *Guideline for the Management of Overweight and Obesity in Adults* 2013 版中提出的肥胖和超重诊断 BMI 界值。

向心性肥胖诊断标准：本规范采用由中华人民共和国国家卫生和计划生育委员会发布的中国标准出版社出版发行的《中华人民共和国卫生行业标准:成人体重判定 (WS/T428–2013)》2013 版中提出的中国人肥胖诊断标准。

2 中医诊断

肥胖症的中医病名诊断标准与西医诊断标准相同，详见表 1、表 2。

表 1 成人体重超重和肥胖的体重指数界限值

中国成人超重和肥胖症预防控制指南		AHA/ACC/TOS 版超重和肥胖诊疗指南	
分类	体重指数(kg/m²)	分类	体重指数(kg/m²)
体重过低	<18.5	体重过低	<18.5
体重正常	18.5–23.9	体重正常	18.5–24.9
超重	24.0–27.9	超重	25.0–29.9
肥胖	≥28.0	肥胖	≥30.0

表 2 成人向心性肥胖的诊断标准

向心性肥胖前期		向心性肥胖	
性别	腰围(cm)	性别	腰围(cm)
男性	85.0~89.9	男性	≥80.0
女性	80.0~84.9	女性	≥85.0

肥胖症的中医症候诊断标准：以虚实辨证为纲领，先对患者进行虚实辨证。

实证：体胖强壮，食欲旺盛，胸胁或胃脘胀闷，烦躁易怒，消谷善饥，口苦，便秘，舌红，苔黄厚，脉弦数。

虚证：体胖乏力，食欲减退，腹满嗳气，自汗，纳呆，精神不振，嗜睡，便溏或不爽，口淡，舌质暗淡，苔白腻，脉沉无力。

虚实夹杂证：

夹痰湿：面色无光、倦怠、嗜食肥甘、口中粘腻或便溏、脉濡而滑、舌体胖苔滑腻。

夹瘀血：面色晦滞，口唇色暗，眼眶暗黑，肌肤甲错，易出血，舌紫暗或有瘀点，脉细涩或结代。

2.1 胃热湿阻证

证候：形体肥胖，消谷善饥，头胀眩晕，肢重怠惰，口臭口干，口渴喜饮，大便秘结，舌质红，苔腻微黄，脉滑小数。

2.2 肝郁气滞证

证候：肥胖，胸胁苦满，胃脘痞满，女性可见月经不调或闭经，失眠，多梦，舌质暗红，舌苔白或薄腻，脉细弦。

2.3 气滞血瘀证

证候：形体肥胖，两胁胀满，胃脘痞满，烦躁易怒，口干舌燥，头晕目眩，失眠多梦，月经不调或闭经，舌质暗有瘀斑，脉弦数或细弦。

2.4 脾肾两虚证

证候：形体肥胖，虚浮肿胀，少气懒言，动而喘息，头晕畏寒，食欲不振，腰膝冷痛，大便溏薄，或五更泄泻，阳痿，舌质淡，苔薄白，脉沉细。

2.5 阴虚内热证

证候：肥胖，头昏眼花，头胀头疼，腰痛腿软，五心烦热，低热，舌尖红，舌苔薄，脉细数微弦。

2.6 脾虚湿阻证

证候：肥胖，浮肿，疲乏无力，肢体困重，尿少，食欲不振，大便溏薄，脘腹胀满，舌质淡红，舌苔薄腻，脉沉细。

3 辩证论治

总的治疗原则：肥胖症患者除了体形肥胖、腹部膨隆、肌肉松软、活动气短、容易疲劳等共同表现外，还可因性别、年龄、职业等不同而有错综复杂的临床表现，治病必求其本，抓住本虚标实，本虚以气虚为主，标实以痰浊或瘀血；又脾为生痰之源，治疗以健脾化湿为基本原则。

3.1 胃热湿阻证

病机:嗜食肥甘厚味,食欲旺盛,脾运不及,食积郁于内而酿湿化热,胃热壅盛,炼液成痰,痰热、湿浊、膏脂聚集而发为肥胖。

治法:清热利湿,通腑泄浊。

推荐方药:小承气汤(出自《伤寒论》)加减。(b级证据,推荐级别:C)

常用药:枳实,大黄,炙甘草。

加减:胃热炽盛,加石膏,知母以清热泻火治疗消谷善饥、口渴喜饮、大便秘结;肝火亢盛,加龙胆草,夏枯草以清肝火治疗眩晕;心火亢盛,加黄连,竹叶以清心泻火治疗口臭口干;头痛头胀,加钩藤,菊花。

3.2 肝郁气滞证

病机:情志不畅,肝气郁滞,肝郁乘脾,脾失健运而水液输布失司,痰湿内蕴,发为肥胖。

治法:疏肝理气,健脾化痰。

推荐方药:柴胡疏肝散(出自《景岳全书》)加减。(a级证据,推荐级别:C)

常用药:柴胡,白芍,茯苓,枳实,薄荷,陈皮,香附,甘草。

加减:心烦易怒,加牡丹皮,栀子,龙胆草以清泻心肝之火治疗胸胁苦满、失眠、多梦;大便溏泻,加白术,白扁豆以健脾益气治疗胃脘痞满;两胁胀痛,加郁金,延胡索,川楝子以理气止痛治疗月经不调或闭经。

3.3 气滞血瘀证

病机：情志不遂或外邪侵袭肝脉引起肝气久郁不解，气机郁滞而致血行瘀阻，痰湿瘀血聚集发为肥胖。

治法：活血化瘀，疏肝理气。

推荐方药：血府逐瘀汤(出自《医林改错》)加减。(b级证据，推荐级别：C)

常用药：当归，生地，赤芍，枳壳，柴胡，甘草，牛膝，桔梗。

加减：两胁胀满，加青皮，橘叶，香附以疏肝止痛治疗两胁胀满；烦躁易怒，加牡丹皮，栀子以清肝泻火治疗烦躁易怒、口干舌燥、头晕目眩、失眠多梦；胃脘痞满，加青皮，陈皮以理气消胀治疗胃脘痞满。

3.4 脾肾两虚证

病机：素体羸弱，或久病脾肾亏虚、精气不足致肾气蒸腾、气化失常，痰湿内蕴，发为肥胖。

治法：健脾益肾，化湿利水。

推荐方药：金匮肾气丸(出自《金匮要略》)加减。(a级证据，推荐级别：C)

常用药：熟地黄，山萸肉，山药，茯苓，泽泻，肉桂，附子。

加减：腰膝冷痛，加杜仲，菟丝子以温补肾阳治疗虚浮肿胀、少气懒言、动而喘息、畏寒、腰膝冷痛；大便溏薄，或五更泻，加肉豆蔻，补骨脂，芡实以补肾止泻治疗大便溏薄或五更泄泻；阳痿，加淫羊藿，巴戟天，阳起石以温阳通络治疗阳痿。

3.5 阴虚内热证

病机:熬夜,精神紧张,嗜食辛辣,耗伤阴液,体内阴液亏虚,水不制火, 炼液成痰,发为肥胖。

治法:滋阴补肾,清泻虚热。

推荐方药:杞菊地黄汤(出自《医级宝鉴》) 加减。(a级证据, 推荐级别:C)

常用药:枸杞子,麦冬,生地黄,山萸肉,山药,茯苓,牡丹皮,泽泻,五味子,女贞子。

加减:阴虚火旺,加黄柏,知母以清泻虚火治疗头胀头疼、五心烦热;大便干结,加火麻仁,何首乌以温润通便;腰痛腿软,加杜仲,桑寄生以补肾健腰治疗腰痛腿软;头昏眼花,加桑葚子,菊花以养肝明目。

3.6 脾虚湿阻证

病机:饮食失度,劳逸失司,伤及脾胃,脾气亏虚,运化无力,水湿内停,痰湿内蕴,发为肥胖。

治法:健脾化痰,理气燥湿。

推荐方药:参苓白术散(出自《太平惠民和剂局方》)加减(a 级证据,推荐级别:C) 。

常用药:党参,茯苓,白术,白扁豆,陈皮,莲子,淮山药,薏苡仁,半夏,炙甘草。

加减:兼浮肿,加赤小豆,冬瓜皮以利水消肿治疗浮肿;脘腹胀满,加枳壳, 瓜蒌皮,理气化痰治疗疲乏无力、肢体困重。

第四节 肥胖症的非药物治疗

1 针灸疗法

针灸减肥较多的研究已经显示出它良好的治疗效果，不易反弹，且鲜有不良反应报告，故针灸治疗肥胖病具有广阔前景。针灸减肥通过刺激输穴疏通经络，加强脏腑功能，调整气血阴阳失衡，达到扶助正气，祛除停滞于体内的邪气，既能取得整体减肥的效果，还能消除局部脂肪达到局部减肥的目的。针灸可以刺激下丘脑－垂体－肾上腺皮质和交感－肾上腺髓质两大系统，调节多种活性物质和多种代谢途径，提高基础代谢率，加快积存脂肪的消耗，从而调整、完善、修复人体自身平衡。针灸一般包括体针和电针，有研究根据肥胖不同的证型，选用不同的穴位进针，胸腹部选取中脱、天枢、中极、膻中穴，四肢部选取伏兔、足三里、阴陵泉、丰隆为主穴，连续对患者进行针刺，针刺后还需连接电针机，取得较好疗效。

1.1 针刺疗法

运用针刺疗法治疗单纯性肥胖多以辩证结合经验取穴，取胃经、脾经、任脉上的腧穴为主，通过调节气血经络对脂肪代谢进行调节。《中医内科临床诊疗指南·肥胖症》中指出针灸治疗肥胖症的主要取穴：天枢、大横、中脘、气海、梁丘，其中脐部以上肥胖加上脘、中脘、下脘、滑肉门穴，脐部以下肥胖加气海、关元、三阴交、腹结穴，腰部肥胖加带脉、风市、肾俞、志室穴，臀部肥胖加秩边、承扶穴；每日1次，10次为1个疗程，每次治疗3个疗程。

梁晋川以62例单纯性肥胖症患者作为研究对象，对照组31例采用减肥餐治疗，观察组31例在对照组基础上结合针刺治疗，包含体针法(以中脘、气海、阴陵泉、水道、三阴交、足三里、丰隆、天枢等为主穴)、电针法(以中脘、天枢为主穴，疏密波，每次30 min)、耳针法（以脾、神门为主穴，每日按压1 min)、穴位埋线法(取水分、三阴交、天枢、丰隆、足三里等穴，每2周1次)。结果显示，观察组总有效率为87.10%，高于对照组的58.06%（$P<0.05$)，且观察组血清TC、TG及LDL-C水平低于对照组($P<0.05$)。纳森等以针刺董氏奇穴中位于腹部的腑巢23穴为主(腑巢23穴分别向肚脐方向以15°横刺，针感达到腹部痠胀为宜；双侧三重穴直刺1~1.5寸，针感达到局部或远端足趾痠胀麻电感为宜；四花诸穴直刺1~1.5寸，使针感达到局部或远端足趾痠胀感，留针1h，每10min行针1次）治疗腹型肥胖患者1例，连续治疗4次后，体质量降低3kg，上脘腹围和神阙腹围均减少3.6cm，曲骨腹围减少4.5cm。黄晓洁等采用“三针结合缩胃开锁法”治疗单纯性肥胖1200例，眼针三焦区、芒针巨阙透肓俞、体针主穴：天枢等九穴位，3周后观察到体重显著下降，总有效率达97.2%。彭美芳电针治疗100

例单纯性肥胖患者,脾虚湿滞型取穴：内关、天枢、三阴交、水分、列缺,冲任失调型取穴:四满、支沟、三阴交、血海、关元、太溪;胃强脾弱型取穴:四满、曲池、支沟、腹结、血海、内庭,每天1次,1个月为1个疗程,结果显效率为53%,总有效率为98%。梁翠梅等自拟通调带脉方,施以电针治疗腹型肥胖,结果显示:电针减轻腰围及体重有明显疗效，梁翠梅创新的运用腹部超声测量体脂,直观地反映腹部脂肪分布,量化了针刺治疗的疗效。兰晓等通过57例患者对传统辩证取穴及根据经络检测结果循经取穴进行比较,2个疗程后，传统辨证取穴组总有效率为60.72%,经络检测组为82.76%,且脂肪百分率差值比较差异具有统计学意义(P<0.01)。该研究表明经络检测也是一种有效的选穴方法,但还有待大样本数据进一步考量。

1.2 穴位埋线疗法

穴位埋线是将可吸收的材质埋入穴位中持续刺激经络发挥疗效。有研究认为埋线减肥能够增强下丘脑腹内侧核饱食中枢VMH的兴奋性,抑制食欲,但穴位埋线属于侵入性操作,可能出现过敏、感染等可能,对体质虚弱的肥胖患者不宜使用。肥胖属于穴位埋线的优势病种之一,多以近部结合远部选穴为主,多选用背俞穴、募穴和夹脊穴,目前临床主要应用0号和1号羊肠线。

《中医内科临床诊疗指南·肥胖症》中指出穴位埋线治疗肥胖症主要取穴:选取中脘穴、下脘穴、双侧天枢穴、双侧大横穴、关元、双侧上巨虚穴、双侧足三里穴。操作方法：选择7号一次性埋线针头，将1cm的胶原蛋白线泡于生理盐水中备用。将无菌药线置于针头内，快速垂直进针埋入穴位，一般深度达到1.5~2.0cm，埋于皮肤于肌肉之间，待得气后将针拔出，无菌棉球按压针孔以防止出血，贴埋线贴。埋线后，每日餐前餐后让患者对埋线的穴位进行2min的按摩。每2周进行1次埋线，4次为1个疗程，共治疗3个月。有学者通过检索中国生物医学文献数据库（CBM）、中国期刊全文数据库（CNKI）、维普期刊数据库（VIP）、万方数据库、Pubmed、Springer、Medline数据库，收集2009年1月—2013年7月穴位埋线治疗单纯性肥胖的临床随机对照试验文献，用Revman 5.2软件对结果进行Meta分析，系统分析穴位埋线治疗单纯性肥胖的临床疗效，结果显示穴位埋线与电针或针刺相比较，疗效有显著差异，穴位埋线治疗单纯性肥胖临床疗效优于其他疗法。

梁银利通过对98例单纯性肥胖患者进行中医辩证结合穴位埋线治疗，认为穴位埋线针对不同证型效率由高到低依次是胃热湿阻型、脾虚湿阻型、脾肾两虚型、肝郁气滞型和阴虚内热型。黄乐春等治疗本病选取两组主穴（一组为大横、气海、水分、丰隆、大肠俞、阿是穴，又一组为天枢、中脘、关元、足三里、胃俞、阿是穴）交替埋线，在治疗8周后观察BMI、体重均下降，总有效率为90.0%。姚如婕等将60例单纯性肥胖症患者随机分为

A、B、C 3 组，每组各 20 例，均行穴位埋线治疗(主穴:脾俞、胃俞、大肠俞、天枢、水分、气海、滑肉门、带脉、足三里、丰隆)，治疗周期分别为 7、14、21 d，均以 42 d 为 1 个疗程，共治疗 2 个疗程。结果显示，治疗后，3 组体质量、BMI、体脂率(F%)均较治疗前明显下降($P<0.05$)，且 A 组、B 组各项指标下降较 C 组明显 ($P<0.05$)；3 组总有效率分别为 85.00%、90.00%、55.00%，不良反应出现率分别为 50.00%、15.00%、10.00%。该研究认为，结合疗效和不良反应率，采用可吸收外科缝线进行穴位埋线治疗单纯性肥胖症的最佳周期为 14d。

贾一凡观察了埋线的材质:晶丝线组与羊肠线组均可减重，且疗效无差异。谢长才等研究显示材质的长短与减肥的疗效无明显量效关系，据此可以认为埋线的长短和材质不是决定疗效的关键，我们可以大胆推测决定埋线疗效的关键还是在中医辨病辨证选穴，但临床缺乏相关报道。

1.3 艾灸

文献报道，艾灸治疗肥胖症多与其他疗法配合使用。杨海江等采用隔姜灸背部腧穴(肾俞、脾俞、三焦俞及胃俞)联合电针(腹部腧穴主要取大横、中脘、气海、下脘、天枢及中极；下肢腧穴主要取三阴交、足三里及丰隆，背部腧穴主要包括肾俞、脾俞、三焦俞及胃俞)治疗单纯性肥胖症 30 例，并与单纯电针治疗 30 例对照。治疗 20 次后，观察组总有效率为 93.3%，优于对照组的

73.3%(P<0.05),且观察组体质量、BMI、腰围、腰臀比及F%均明显少于对照组(P<0.05)。也有人根据后天八卦脐全息分布和耳穴疗法的原理，取脐八卦全息坤、乾、兑、艮反应点隔姜灸,以及内分泌、交感、神门、胃、脾、口等耳穴王不留行贴压治疗痰湿质单纯性肥胖症 27 例。8 次后,临床总有效率 66.7%, BMI、体质量、腰围、痰湿转化分均较治疗前降低(P<0.05)。

1.4 耳针疗法

耳针疗法泛指用针刺或其他方法刺激耳郭穴位以防治疾病的方法。有研究认为肥胖要责之肺、脾胃、肾的脏腑功能失调,水液失于正常的输布代谢,痰湿疲阻于体内,致使体内气机失畅,日久则导致经络闭阻,冲任带脉失于对人体的调摄,因此在耳穴治疗上,常选取肺、脾胃、肾、饥点、三焦、内分泌、子宫、皮质下、神门等对患者进行治疗。

2 推拿

循经点按,环摩脐周,提拿腹肌、推擦腹部、拿胁肋、斜擦胁、直擦膻中、分推腹阴阳、按揉腹部穴位、按揉背俞穴、横擦腰骶部、按揉足三里。有宣畅经络、疏通气血、疏肝健脾之功。陈邵涛等将 60 例单纯性肥胖症患者随机分为 2 组，对照组 30 例采用传统推拿治疗，即按百会、揉太阳、推颊车、推颈部经脉、拿颈部、推腹部正中线,揉中脘、天枢、气海,摩腹部、推膀胱经,点肝俞、脾俞、推脾胃经等;治疗组 30 例采用腹部推拿法治疗,即摩腹、运腹、推腹、点腹、拿腹、拍腹。2组均每日1次，每次20min，10d为1个疗程。3个疗程后，治疗组总有效率(90.00%)明显高于对照组(83.34%，P<0.05)，BMI、腰臀比、腰股比及TG、TC、脂联素、瘦素水平低于对照组(P<0.05)。

点穴按摩：患者取俯卧位，每次操作前先取适量凡士林涂于治疗部位，术者以滚法施术于背部双侧膀胱经，往返5~10次；再以拇指按揉延经俞穴，按揉手法宜稍重，以期使患者感受到得气感。再令患者取仰卧位，术者以一指禅推法施术于胸腹部的脾、肾经；再以拇指按揉中脘、下脘、关元、天枢、腹结等穴位。然后再针对患者具体情况，选择脂肪堆积部位进行局部治疗。

3 拔罐

以闪火法为拔罐方式，采用中号玻璃罐，分别吸附在以腹部神阙穴至关元穴长度为半径作的圆周上的8个穴位，同时取腰部及上臂、大腿处脂肪丰厚部位的阿是穴，同样采取闪火拔罐法，留置20min为宜，第1周每日1次，1周后隔日1次，1个月后改为每周2次，女性患者在月经期需停止拔罐治疗，治疗3个月结束。拔罐配合推拿手法能够起到宣畅经络、疏通气血的作用。赵斌斌等将60例单纯性肥胖症患者随机分为2组，对照组30例予穴位埋线治疗(主穴取天枢、中脘、大横、滑肉门、带脉、足三里、脾俞、肾俞)，治疗组30例加用4号火罐以患者耐受为度进行腹部、双侧手臂、大腿部、腰部等部位游走罐治疗。2组均每10 d治疗1次,3次为1个疗程。2个疗程后,治疗组总有效率为96.67%,优于对照组的86.67%(P<0.05),体质量及BMI也均低于对照组(P<0.05)。

4 中药外用法

现代用于治疗肥胖的外用中药大多先通过萃取有效成分,再经过仪器分离提纯,然后加入促进药物吸收的基质而制成。常见的中药外用剂型有膏剂、散剂、水剂等,药物直接通过局部的皮肤及真皮组织吸收,进入到毛细血管中,能迅速地促进局部微循环,有助于淋巴循环,从而改善局部组织的营养状态,促进局部脂肪分解。与内服药物相比,外用中药制剂具有无须熬制、简便易行、方便携带、保存期长等优点。此外,使用外用制剂治疗时不经过胃肠消化,作用可直达部位,达到更直接的减肥瘦身效果,且能随时中断给药,安全性高。因此,中药外用减肥有着其他方法不能比拟的独特优势。

4.1 中药膏剂外用

乳膏剂是将药物与适宜基质均匀混合而制成的有一定稠度的半固体剂型,其具有保护创面、润滑皮肤和局部治疗等作用。研究显示,对营养性肥胖小鼠先用冰茶膏(组成:山楂、茶树根、虎杖、泽泻、黄精、红花、丹参、蒲黄、冰片)外涂再进行推拿治疗,发现该方案在降低肥胖小鼠体重、Lee′s指数(肥胖指数)、脂肪重量、血糖及血脂等方面的效果优于普通凡士林油联合推拿腹部治疗。有研究分别采用中药介质联合推拿方式的膏摩法(健脾消脂膏:含苍术、茯苓、陈皮、甘草、炒麦芽、炒神曲、厚朴、大黄、牵牛子、荷叶)和口服参术健脾汤(包括人参、炒白术、白茯苓、炙甘草、炒神曲、炒山楂、陈皮、半夏、砂仁、厚朴)治疗脾虚湿阻型单纯性肥胖症,结果显示,采用前一方案治疗后患者的各种相关指标(体重、腰臀围、血脂以及中医症状积分等)均获明显改善,总有效率(89.29%)高于后者(79.31%)。以上研究表明,中药外用膏剂配合推拿等手法治疗肥胖的优势明显,有助于改善肥胖症状及各项生化指标。

4.2 穴位贴敷疗法

中药散剂常以穴位敷贴方式治疗肥胖。穴位敷贴是指将药物制成一定的剂型,作用于某些穴位或特定的部位上,发挥药物疗效和穴位刺激的双重作用,从而达到调整机体功能和治疗疾病目的的一种方法。穴位敷贴具有使用方便、无毒副作用、疗效快捷的特点,又兼有药物与穴位两方面的功效,广泛受到肥胖症患者的青睐。尹丽丽等采用穴位贴敷对腹型肥胖患者进行减肥,首先将大黄、冰片、制南星、三棱、莪术这几种药物研成粉末,并按 31:3:3:3 比例混合均匀,然后加入甘油把它们顺时针的方向调成膏状,并制成约 1.5cm/1.5cm×0.3cm 的药帖,最后将这些小药贴贴于患者腹部的相应穴位上,包括中脘、关元、气海、水道、大横、天枢,贴好后用胶布固定,每日至少要保留 6h,最好不要超过 8h,患者可根据自身情况将其取下(皮肤不适者应立即取下或遵医嘱)。治疗为每日1次,10次为1个疗程。3个疗程结束,总有效率高达84.15%。研究人员分别采用针刺(施以泻法)、穴位敷贴(包含中药山楂、神曲、莱菔子、大黄、厚朴、枳实、冰片碾末调糊),以及针刺联合穴位敷贴治疗肥胖患者,结果显示,治疗两个疗程后,针刺组、穴位敷贴组、针刺联合穴位敷贴组的总有效率差异无统计学意义（分别为78.94%、77.78%、84.21%)。由此可见,穴位敷贴干预肥胖与针刺具有相似的治疗作用,且较针刺省时力,患者无痛苦依从更高,因此更适于作为单纯性肥胖症的治疗方法推广应用。

4.3 中药水剂外用

水剂即中药水煎剂,也可外用于预肥胖。研究者采用药液(桂枝茯苓液:桂枝、茯苓、赤芍、丹皮、桃仁)涂抹腹部及浸湿垫布同时联合电脑中频治疗腹型肥胖患者,结果显示,其降低体重的总有效率(56.8%)、减小腰围的总有效率(77.2%)均高于单用中频治疗仪治疗(22.7%、52.3%)。或者分别采用中药熏蒸（健脾祛湿活络方:茯苓、泽泻、薏苡仁、冬瓜皮、木瓜、生艾叶、生大黄、决明子、荷叶)配合拔罐疗法,以及单独拔罐法治疗腹型肥胖患者,结果显示,两种疗法均可降低患者腹围和腰臀比,但前者降低腰臀比值的效果优于后者。可见,中药熏蒸联合拔罐对腹型肥胖的疗效明确,且明显优于单纯拔罐法。

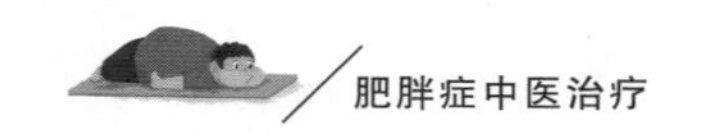

5 保健功法

回春功法(Ⅴ级证据,推荐级别:E)。以回春功法为主的保健功法秉承了道家自然无为、专气致柔的学术思想,结合舒缓的吐故纳新和柔和的导引按摩,能自然地达到疏通经络,健运筋骨,平衡阴阳的功效。回春功既可以全套锻炼,也可以选择其中的一、二节或二、三节单独练习。

6 新型疗法

与传统的中药和针灸疗法相比,磁疗低周波疗法和激光针灸疗法分别采用了磁场效应和疏密波型激光持续刺激穴位,从而达到减肥的目的。刘怡青采用磁疗低周波疗法,艾炳蔚等采用激光针灸疗法治疗后发现患者体重、体重指数及腰围显著下降,总有效率达 95.0%以上。Tseng CC 等将 52 例单纯性肥胖患者随机分为激光针刺组和假激光针刺组进行双盲、随机、假对照交叉试验。8 周后体质量指数,体脂百分比、腰臀比、腰围、臀围激光针刺组显著下降($P<0.05$),而在假激光针刺组无明显变化,且激光针刺能显著改善患者的饱腹感、进食欲望等评分($P<0.05$),该研究设计遵从随机对照实验,说明了激光针刺对单纯性肥胖症的有效性,较于传统针刺,激光针刺无痛、无菌、无损,且同时具有温灸的作用,虽然目前尚未普及,也值得进一步研究。江玲玲采用低频振动仪治疗脾虚湿阻型肥胖病,也取得减重疗效。这几种新型针灸方式缺乏循证医学相关证据,其有效性需

扩大样本量及延长观察治疗时间，进一步评估其有效性及安全性。

7 其他疗法

毛丹旦等采用随机数表法将80例单纯性肥胖患者分为观察组和对照组，每组各40例，对照组给予饮食、运动管理，观察组在对照组的基础上加用循经刮痧，以平补平泄、补刮为主，包括背部两侧夹脊穴、腹部任脉、足阳明胃经、足太阴脾经和手太阴肺经的循行路线，每周1次，连续4周为1个周期，共治疗3个周期。治疗后治疗组与对照组相比，体质量、腰围、BMI三者均具有统计学意义（$P<0.01$）对于肥胖的痰湿体质评分也有明显的改善，差异具有统计学意义。张鑫鑫等采用电针配合隔药灸，张向远等针刺以子午捣臼法、腹部围刺配合低频电治疗仪，高雨虹采用电针结合激光、康巧用中药蜡疗配合芒针等治疗肥胖，总有效率均达90%以上。张齐娟等用夹脊穴电针配合背部走罐治疗67例患者，研究显示肥胖指标和胰岛素、瘦素均显著下降；追踪1年患者各项观察指标均无明显反弹。以上所有研究都表明综合疗法疗效优于单一疗法方案。

参考文献：

[1] 杨玲玲，倪诚，李英帅，等. 王琦治疗肥胖经验[J]. 中医杂志，2013，54(21)：1811－1813.

[2] 冯博，徐云生．徐云生从脾虚论治单纯型肥胖

经验[J]. 河北中医,2014,36(5) : 646 – 648.

[3] 邢宁, 何生华.儿童单纯性肥胖症的中医治疗[J].时珍国医国药, 2006, 17 (10) :2046.

[4] 崔鸿峥.单纯性肥胖症的传统康复治疗[J].锦州医学院学报, 1996, 17 (6) :26–27.

[5] 程汉桥.浅述肥胖病的中医诊疗[J].中国中医药现代远程教育,2011,9(12):91+97.

[6] 何浩, 张玉亮, 李海梅, 等.胖子减肥胶囊治疗单纯性肥胖症的临床观察[J].第一军医大学学报, 1999, 19 (4) :44–45.

[7] 张宽智.从肝论治肥胖症[J].北京中医, 1994, 13 (4) :33–34.

[8] 侯瑞芳,陶枫,陆灏,等.肥胖的中医治疗进展[J].中华中医药学刊,2015,33(8):1959–1962.

[9] 王杰, 张洪义.张洪义教授从肝脾论治肥胖症验案举隅[J].内蒙古中医药, 2017, 36 (1) : 26– 27.

[10] 王萍,王颖,万红,等.以肠道菌群为靶点探讨肥胖的中医治疗[J].中医学报,2019,34(8):1647–1650.

[11] 郑颖,唐红珍.中药外用治疗单纯性肥胖的研究进展[J].广西医学,2020,42(15):2008–2010.

[12] 王雪青,宋文军,李长文,等.葛根素通过调控炎性因子水平降低营养性肥胖大鼠的体质量[J].食品科学,2012,21: 298–302.

[13] 沈艳,唐红. 黄连素降糖作用、改善中医证候与

体质量指数的关系[J].河南中医,2014,12: 2485-2486.

[14] 熊万涛,廖加抱,杨智霞,等.荷叶碱对肥胖模型小鼠肠道菌群及慢性炎症的影响 [J]. 中国中药杂志: 20201207.401.

[15] 黄链莎,刘铜华,孙文,等.芹菜素对肥胖型小鼠脂肪组织 AMPK 信号通路的作用机制[J].中国实验方剂学杂志,2018,24(10):107-111.

[16] 孙乐,贺震旦,杨润梅,等.粗壮女贞总苷降脂作用及其基于 AMPK 通路的降脂作用机制研究[J]中国药理学报,2017,33(8):1073-1079.

[17] 吴雯,梁凯伦,陈波,等.桑叶提取物对食源性肥胖大鼠的减肥作用及机制研究 [J]. 中国中药杂志, 2017,42(9):1757-1761.

[18] 付俊敏,周禹,张天泰.雷公藤红素治疗肥胖的研究进展[J].中国药学杂志,2020,55(4):293-297.

[19] 赵进军,陈育尧,佟丽.肥胖症的中药治疗[J].现代康复,2001,5(9) : 18.

[20] 冯居秦,吴景东.大柴胡汤治疗焦虑型单纯性肥胖病 65 例[J].陕西中医, 2014,35(10):1370-1371.

[21] 王媛媛, 冯志海. 冯志海教授治疗湿热型肥胖验案 2 则[J].中国中医药现代远程教育, 2017, 15 (4) : 129-131.

[22] 段阳泉.二陈汤加味治疗肥胖验案 2 则[J].江苏中医药,2009,41(2):41-42.

[23] 吴斌，张一，陈勇，等.丹蛭降糖胶囊治疗肥胖引起的慢性肾病的机制研究[J].中国药理学通报，2018,34(8):1163–1169.

[24] 梁绮君，胡晨鸣，黄容，等. 山楂消脂胶囊对肥胖症患者内脏脂肪的影响[J].广东医学，2016, 37 (17) : 2669–2671.

[25] 周雄根，顾雯艳，钱风华，等.宣肺降脂方治疗单纯性肥胖疗效观察[J].上海中医药杂志，2011,45(4):43–44.

[26] 陈玲玲，陆文松，郭维文，等.清热益气法治疗腹型肥胖伴高脂血症临床研究[J]. 新中医，2014,46(8):42–44.

[27] 张芝平 . 健脾补肾法组方治疗单纯性肥胖 [J].中医临床研究,2013,5(20):61.

[28] 盛昭园，胡粤杭，刘杰，等. 健脾疏肝降脂方治疗单纯性肥胖的临床疗效及对瘦素脂联素的影响[J].世界中医药，2017, 12 (3):587–590.

[29] 连真，屠亦文，孙鼎.肥胖 1 号方治疗脾虚痰湿型肥胖症合并胰岛素抵抗疗效观察 [J]. 河北中医，2014,36(12) : 1783–1785.

[30] 焦艳芳. 祛脂毒茶治疗肥胖型 2 型糖尿病 31 例临床观察[J].山西中医学院学报，2014,15(5) : 50–54.

[31] 陈愉，曲晓义，金惠铭，等.复方大黄制剂对肥胖

大鼠脂肪细胞瘦素及C/EBPα的影响[J].中国中医基础医学杂志,2003,9(4):27–31.

[32] 冯博,谷雨明,孟德政,等.健脾调肝饮对单纯性肥胖症小鼠核心体温/自主活动度及白色脂肪棕色化的影响研究[J].中华中医药学刊,2018,27(10):2340–2344.

[33] 梁晋川.单纯性肥胖的针灸减肥方法研究[J].医学信息, 2017, 30 (3) :168–169.

[34] 纳森, 赵娜, 谭涛.董氏奇穴治疗腹型肥胖验案一则[J].内蒙古中医药, 2017, 36 (1) :49–50.

[35] 黄晓洁,颜耀东,秦海军,等.三针结合"缩胃开锁法"治疗单纯性肥胖临床观察[J].针灸临床杂志,2013,29(9):20–23.

[36] 彭美芳.电针配合耳穴疗法治疗肥胖症的临床疗效研究[J].中外医学研究,2013(7) : 41–42.

[37] 梁翠梅,胡慧,李媛媛.通调带脉法针刺治疗腹型肥胖疗效观察[J].针刺研究, 2012,37(6):493– 496.

[38] 兰晓,周国平,杨路,等 .基于经络检测指导针刺循经取穴治疗单纯性肥胖的临床研究 [J]. 中华中医药学刊,2017,35 (4) : 977 – 980.

[39] 叶伊琳,王洁萍,秦勤,等 .穴位埋线治疗肥胖症的禁忌症及治疗后反应处理 [J]. 中医药临床杂志,2017,29 (9) :1446 – 1448.

[40] 廖建琼,宋翔,陈莹,等.穴位埋线治疗单纯性肥胖随机对照临床研究文献 Meta 分析 [J]. 中国针灸,

2014 (6) : 621-626.

[41] 梁银利 . 中医辨证联合穴位埋线治疗单纯性肥胖症的临床疗效[J]. 临床医学研究与实践,2017(2) : 134-135.

[42] 黄乐春,潘文宇.穴位埋线与电针治疗单纯性肥胖的疗效及成本效益分析比较[J].中国针灸,2011,31(10): 883-886.

[43] 姚如婕, 谢雪榕. 不同穴位埋线周期治疗单纯性肥胖的临床疗效观察[J].岭南急诊医学杂志, 2017, 22 (1) :59-61.

[44] 贾一凡,毛慧娟,高春洁,等.穴位埋线治疗单纯性肥胖随机双盲对照试验[J].辽宁中医杂志,2014,41(9): 1964-1966.

[45] 谢长才,孙健,于涛,等.穴位埋线治疗单纯性肥胖量效关系的临床研究 [J]. 中国中医基础医学杂志, 2012,18(11):1250-1252.

[46] 杨海江, 李娉婷. 艾灸合用电针治疗单纯性肥胖的临床疗效及安全性分析 [J]. 中国现代药物应用, 2017, 11 (11) :181-183.

[47] 陈彬沁, 李玉兰, 刘晓茹, 等. 脐全息隔姜灸配合耳穴贴压法治疗痰湿质单纯性肥胖 56 例[J].中医外治杂志, 2016, 25 (5) :9-10.

[48] 陈邵涛, 张晓林, 仲崇文, 等. 腹部推拿治疗单纯性肥胖症的优选方案 [J]. 中国老年学杂志, 2016, 36

(21) :5279–5281.

[49] 赵斌斌, 马哲河. 游走罐配合穴位埋线治疗单纯性肥胖的临床研究[J].针灸临床杂志, 2015, 31 (3) : 47–49.

[50] 郑颖,唐红珍.中药外用治疗单纯性肥胖的研究进展[J].广西医学,2020,42(15):2008–2010.

[51] 尹丽丽,李艳慧,王澍欣,等.穴位贴敷治疗单纯性肥胖疗效观察[J].中国针灸,2008,28(6) : 402–404.

[52] 刘怡青.磁疗低周波治疗单纯性肥胖的临床研究[J].广州中医药大学,2011.

[53] 艾炳蔚,焦琳,王桂英.光电治疗仪治疗单纯性肥胖的临床观察[J].中国针灸,2006,26(10): 704–706.

[54] Tseng CC,Tseng A,Tseng J,et al. Effect of Laser Acupuncture on Anthropometric Measurements and Appetite Sensations in Obese Subjects [J]. Evidence – based Complementary and Alternative Medicine, 2016,2016(1) : 1–8.

[55] 江玲玲, 陈冰. 低频振动治疗脾虚湿阻型肥胖46 例[J].长春中医药大学学报.2011,27(3): 468–469.

[56] 毛丹旦,周建平,吴小燕,等.循经刮痧与微信运动用于痰湿体质单纯性肥胖人群的干预效果[J].护理学杂志,2018,33(21):36–38,92.

[57] 张鑫鑫,汤晓冬,李伟红.电针配合隔药灸治疗女性脾肾阳虚型单纯性肥胖 28 例[J]. 世界针灸杂志(英文

版),2012,22(3):65–68.

[58] 张向远,王静慧,翟梓淇.针刺、低频电治疗仪治疗向心性肥胖的临床研究[J].中国医药指南,2014,12(25):145–146.

[59] 高雨虹,曹雯萍,艾炳蔚.电针结合激光治疗单纯性肥胖30例[J].安徽中医学院学报,2013,32(5):55–57.

[60] 康巧.芒针结合中药蜡疗治疗单纯性肥胖48例[J].甘肃中医,2010,23(5):36–37.

[61] 张齐娟,曹庭欣,段婉娥,等.夹脊穴电针配合走罐治疗单纯性肥胖症疗效观察[J].上海针灸杂志,2014,33(9):807–808.

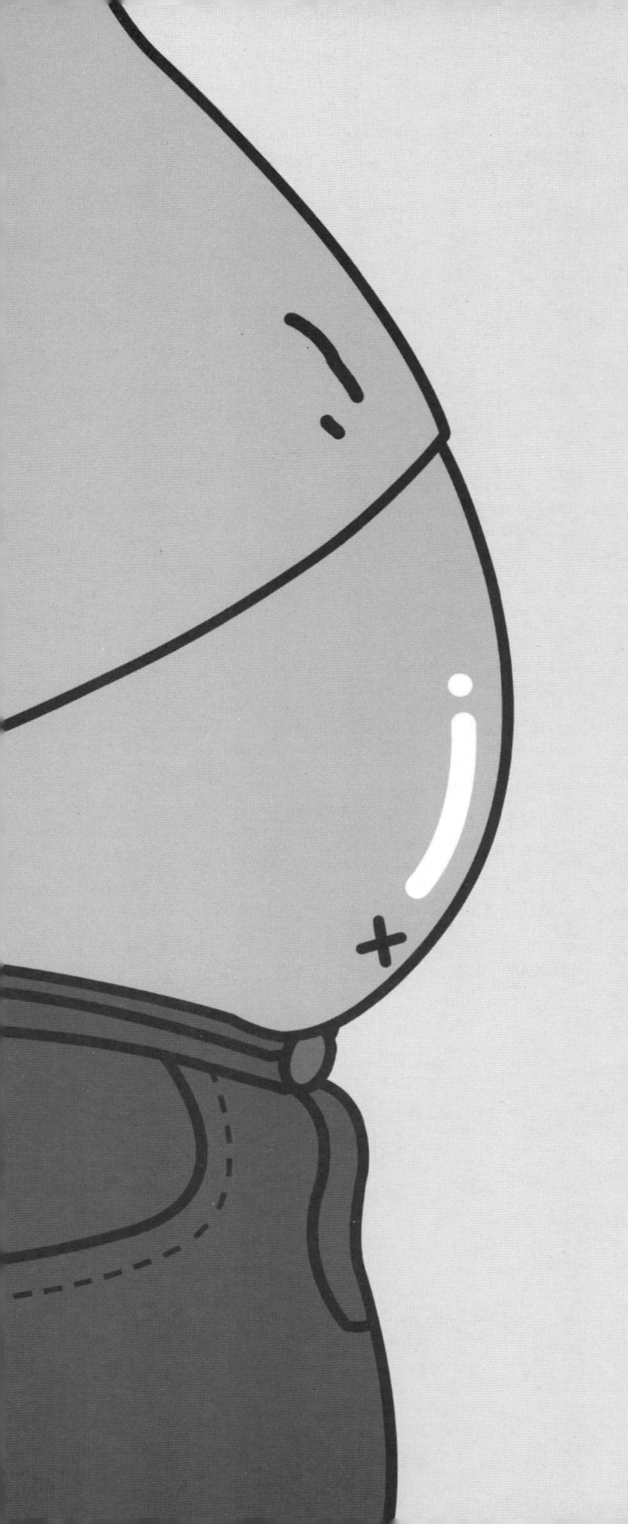

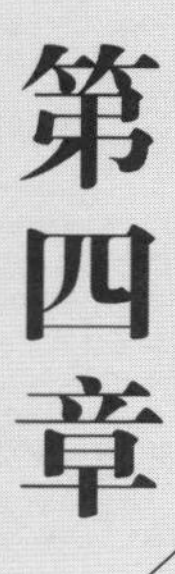

第四章

单纯性肥胖的现代医学概述

肥胖症(obesity)指体内脂肪堆积过多和(或)分布异常、体重增加,是包括遗传和环境因素在内的多种因素相互作用所引起的慢性代谢性疾病。随着经济发展和生活方式的变化, 我国肥胖人群逐渐增加,《2010年国民体质监测公报》显示,我国成人超重率为32.1%,肥胖率为9.9%。超重和肥胖尤其是腹型肥胖具有多种代谢异常,是心脑血管病、糖尿病、某些癌症和其他一些慢性疾病的重要危险因素。肥胖症可损害人的身心健康,使生活质量下降,预期寿命缩短,已经成为世界性的健康问题。国际肥胖特别工作组(TOTF)指出,肥胖将成为新世纪威胁人类健康和生活满意度的最大杀手。肥胖可分为原发性和继发性,多数患者为原发性,但寻找继发性的病因十分重要,否则会造成误诊。

第一节 单纯性肥胖的诊断与鉴别诊断

1 诊断

详细询问病史,包括个人饮食、生活习惯、体力活动量,肥胖病程,肥胖家族史等。引起肥胖的药物应用史,有无心理障碍等,引起继发性肥胖疾病史如皮质醇增多症、甲状腺功能减退症等。

肥胖症的评估包括测量身体肥胖程度、体脂总量和脂肪分布, 其中后者对预测心血管疾病危险性更为准确。常用测量方法:①体重指数(bodymassindex,BMI):

测量身体肥胖程度，BMI(kg/m^2)=体重(kg)/[身长(m)]^2。BMI是诊断肥胖症最重要的指标（详见下文）。②理想体重（idealbodyweight，IBW）：可测量身体肥胖程度，但主要用于计算饮食中热量和各种营养素供应量。IBW(kg)=身高(cm)-105或IBW(kg)=[身高(cm)-100]×0.9（男性）或0.85（女性）。③腰围或腰/臀比（waist/hipratio，WHR）：反映脂肪分布。受试者站立位，双足分开25~30cm，使体重均匀分配。腰围测量髂前上棘和第12肋下缘连线的中点水平，臀围测量环绕臀部的骨盆最突出点的周径。目前认为测定腰围更为简单可靠，是诊断腹部脂肪积聚最重要的临床指标（详见下文）。④CT或MRI：计算皮下脂肪厚度或内脏脂肪量，是评估体内脂肪分布最准确的方法，但不作为常规检查。⑤其他：身体密度测量法、生物电阻抗测定法、双能X线(DEXA)吸收法测定体脂总量等。

对肥胖症的并发症及伴随病也须进行相应检查，如糖尿病或糖耐量异常、血脂异常、高血压、冠心病、痛风、胆石症、睡眠中呼吸暂停以及代谢综合征等应予以诊断以便给予相应治疗。

2 诊断标准

国家卫生和计划生育委员会于2013年4月18日颁布了《中华人民共和国卫生行业标准——成人体重判定》，并于2013年10月1日正式实施。该标准适用于中国成人（18岁及以上）超重和肥胖及向心性肥胖的判定,可用于流行病学筛查和临床初步诊断,但不适用于特殊人群,如运动员、孕产妇等。

(一)体重判定

1)体重分类:以 BMI 为依据对成人体重分类,见表 1。

表 1 成人体重分类

体重分类	BNI(kg/m²)
肥胖	≥28.0
超重	24.0 ~ <28.0
体重正常	18.5 ~ <24.0
体重过低	<18.5

2)向心性肥胖:成人向心性肥胖可以腰围直接判定:向心性肥胖前期:男性腰围 85~90cm,女性腰围 80~85cm;向心性肥胖:男性腰围≥90cm,女性腰围≥85cm。

(二)注意事项

1)定义

(1)身高:站立位足底到头部最高点的垂直距离。

(2)体重:人体总重量。

(3)BMI:一种计算身高比体重的指数,计算方法是体重(kg)与身高(m)平方的比值。

(4)腰围:腋中线肋弓下缘和髂嵴连线中点的水平

位置处体围周径长度。

(5)超重和肥胖:由于体内脂肪的体积和/或脂肪细胞数量的增加导致的体重增加，或体脂占体重的分常高，并在某些局部过多沉积脂肪，通常用BMI进行判定。脂肪在腹部蓄积过多称为向心性肥胖,通常用腰围进行判定。

2)测量方法

(1)身高测量:

①测量条件:测量时被测者应免冠、赤足,解开发髻,室温25T左右。②测量工具:立柱式身高计,分度值0.1cm,有抵墙装置。滑测板应与立柱垂直,滑动自如。③测量方法:被测者取立正姿势,站在踏板上,挺胸收腹,两臂自然下垂,脚跟靠拢,脚尖分开约60°,双膝并拢挺直,两眼平视正前方,眼眶下缘与耳廓上缘保持在同一水平。脚跟、臀部和两肩胛角间3个点同时接触立柱,头部保持正立位置。测量者手扶滑测板轻轻向下滑动,直到底面与颅顶点相接触，此时观察被测者姿势是否正确,确认姿势正确后读数。④读数与记录:被测者的眼睛与滑测板底面在同一个水平面上,读取滑测板底面立柱上所示数字,以cm为单位,精确到0.1cm。

(2)体重测量:

①测量条件:测量应在早晨、空腹、排泄完毕的状态下进行,室温25℃左右。②测量工具:经计量认证的体重秤,分度值0.1kg。使用前体重秤以20kg标准砝码为

参考物校准体重计，误差不得超过±0.1kg，测量时将体重计放平稳并调零。③测量方法：被测者平静站立于体重秤踏板中央，两腿均匀负重，免冠、赤足、穿贴身内衣裤。④读数与记录：准确记录体重秤读数，精确到0.1kg。

(3)腰围测量：

①测量工具：玻璃纤维软尺。②测量部位：双侧腋中线肋弓下缘和髂嵴连线中点位为测量。③测量方法：被测者站立位，两眼平视前方，自然均匀呼吸，腹部放松，两臂自然下垂，双足并拢(两腿均匀负重)，充分裸露肋弓下缘与髂嵴之间测量部位，在双侧腋中线肋弓下缘和髂嵴连线中点处做标记。将软尺轻轻贴住皮肤，经过双侧标记点，围绕身体1周，平静呼气末读数。④读数与记录：以cm为单位，精确到0.1cm。重复测量1次，两次测量的差值不得超过1cm，取两次测量的平均值。

3 鉴别诊断

主要与继发性肥胖症相鉴别，如库欣综合征、原发性甲状腺功能减退症、下丘脑性肥胖、多囊卵巢综合征等，有原发病的临床表现和实验室检查特点。药物引起的有服用抗精神病药、糖皮质激素等病史。

3.1 内分泌障碍性肥胖

1) 间脑性肥胖主要包括下丘脑综合征及肥胖生殖无能症。

(1)下丘脑综合征：可由下丘脑本身病变或垂体病变影响下丘脑，或中脑、第三脑室病变引起。病变性质可为炎症、肿瘤、损伤等。临床表现为脂肪分布以面、颈部及躯干部显著,皮肤细嫩,手指尖细,常伴有多体温调节异常,汗液分泌异常及自主神经功能紊乱等神经系统表现,也可伴有尿崩症、月经紊乱、男性性功能减退等内分泌代谢功能障碍。垂体激素和下丘脑激素兴奋试验、头颅CT或垂体CT或MRI、脑电图可用于鉴别。

(2)肥胖性生殖无能症:由垂体及柄部病变引起,部分影响下丘脑功能,发育前患儿其肥胖以颌下、颈、髋部及大腿上部及腹部等为著;上肢也胖,手指长而逐渐尖削,但丰满多脂肪;男孩常有乳房肥大,外生殖器小,部分下陷于壅起的脂肪中,则更形缩小;骨骼发育较迟,可合并尿崩症。如发病于发育后,则第二性征发育不良,少年发病者生殖器不发育、智力迟钝。成人发生本病时,则可有性功能丧失,精子缺乏,停经不育等表现。

2)垂体性肥胖:垂体肿瘤,因瘤体增大压迫瘤外组织,可产生继发性性腺、甲状腺功能低下,导致肥胖。除肥胖外,常有垂体周围组织压迫症状,如头痛、视力障碍及视野缺损。影像学检查可发现蝶鞍改变。

3)甲状腺性肥胖:见于甲状腺功能减退症患者。女性发病多与男性,因黏液性水肿、体重增加而表现肥胖,多伴有怕冷、皮肤干燥、粗糙呈姜黄色,表情淡漠、反应迟钝、声音嘶哑等表现。查甲状腺功能可发现FT3、FT4降低,TSH升高,可用于鉴别。

4)肾上腺性肥胖:常见于肾上腺皮质腺瘤或腺癌,

自主分泌过多的皮质醇，引起继发性肥胖，亦称库欣(Cushing)综合征，以向心性肥胖、满月脸、水牛背、皮肤紫纹、高血压、月经紊乱、痤疮、多血质面容、骨质疏松等为特征性临床表现。但轻度的早期的库欣综合征患者可以没有上述体征。辅助检查血浆皮质醇、尿游离皮质醇、尿皮质醇、尿17-羟、17-酮均有增高，且不能被小剂量地塞米松抑制，血浆ACTH可正常、升高或降低，糖耐量异常，垂体及肾上腺CT可帮助鉴别。

5)胰岛性肥胖：常见于轻型Ⅱ型糖尿病早期，胰岛β细胞瘤及功能性自发性低血糖症。常因多食而肥胖。胰岛β细胞瘤以发作性空腹低血糖、空腹血糖低于2.8毫摩尔/升(50毫克/分升)、肥胖、发作时感软弱无力、出汗、饥饿感等为特征性临床表现。查糖耐量试验呈低水平曲线，血胰岛素水平升高，CT胰腺扫描，或胰动脉造影等有助于诊断。

6)性腺功能减退性肥胖：多见于女子绝经后及男子睾丸发育不良等情况。大部分是由于性腺功能减退而致肥胖。男性去势后或女性绝经期后之肥胖，即属此类。男性性功能低下肥胖一般不如女性绝经期发胖显著。性腺性肥胖全身脂肪积聚较匀称，以胸腹、股、背部为明显。可伴高血压、紫纹、糖耐量曲线减低。24小时尿17-羟或17-酮持续偏高，地塞米松抑制试验常为阳性。尿中促性腺激素增高。少部分属于Stein-Leventhal(斯坦因-利文撒尔)综合征，其特点是肥胖、闭经、无排卵、不孕、男性化、多囊卵巢。其无男性化者称多囊卵巢(PCO)。卵巢分泌雄激素亢进，尿 17 酮增多，血睾酮增高,LH 增高，FSH 正常或减低。LHRH 兴奋试验反应过强。

7) 性腺激素紊乱性肥胖：主要见于多囊卵巢综合征。多囊卵巢综合征临床常伴有多毛、胰岛素抵抗、月经不规则或闭经、不育,基础体温呈单相,长期不排卵。血浆 LH 水平增高,E2 水平降低,FSH 水平较低,LH/FSH 比值>3,B 超、CT、腹腔镜检查可见增大的卵巢。

3.2 先天异常性肥胖

多由于遗传基因及染色体异常所致。常见于以下疾病。

1)先天性卵巢发育不全症:个体表现型为女性,原发性闭经,生殖器官幼稚,身材矮小,智力减退,蹼颈,肘外翻，第四掌骨短小。血雌激素水平低,LH 及 FSH 增高,性染色体核型多为 XO。

2)先天性睾丸发育不全症:男性原发性性腺功能减低,类无睾体型(身材偏高、四肢长、指距大于身长、耻骨联合到地面距离大于身高的 1/2)，第二性征不发育,生殖器幼儿型，男子乳房女性化、血睾酮低水平、LH 及 FSH 增高、性染色体多为 XXY。

3)Laurence-Moun-Biedl 综合征：有肥胖、智力低下、色素性视网膜炎、多指(趾)畸形、并指(趾)畸形、生殖器官发育不全六主征。尿 17 酮、血 LH 低于正常。氯底酚兴奋试验无反应。LHRH 兴奋试验一次或多次注射有 LH 增高反应。

4)Prader-Willi 综合征：又称肌张力低下-智能障碍-性腺发育滞后-肥胖综合征,是一种罕见的遗传性疾病。Prader-Willi 综合征是由于印记基因功能缺陷所致,染色体 15q11.2—q13 区域缺失、平衡易位或该区域内相关基因突变等都可致病。新生儿期主要特征为严重肌张力低下、喂养困难、外生殖器发育不良,婴幼儿期后食欲亢进、肥胖、学习障碍及脾气暴躁,饮食、生长激素等治疗有助于改善预后。可通过临床评分标准和基因检测鉴别。

5)糖元累积病Ⅰ型:患儿呈肥胖体态,面部及躯干部皮下脂肪尤为丰富。尚有发育迟缓、身材矮小呈侏儒状态;低血糖,可达 0.56 毫摩尔/升,(10 毫克/分升);肝肾增大;肌肉无力;高脂血症;高乳酸血症及酮血症。本症系隐性遗传性疾病。

6)颅骨内板增生症:主要表现为肥胖、头痛、颅骨内板增生、男性化、精神障碍。肥胖以躯干及四肢近端较明显。颅骨 X 线示有额骨及(或)其他颅骨内板增生。患者几乎全属女性,症状大多数出现于绝经期之后。

3.3 其他

1)痛性肥胖:亦称神经性脂肪过多症。病因不明。妇女多发,且出现于绝经期之后,常有停经过早、性功能减退等症状。临床表现在肥胖的基础上出现多发的痛性脂肪结节或痛性脂肪块。脂肪多沉积于躯干、颈部、腋部、腰及臂部。早期脂肪结节柔软，晚期变硬。随着脂肪结节不断增大，疼痛随之加重并出现麻木无力、出汗障碍等。疼痛为针刺样或刀割样剧痛，呈阵发性或持续性，沿神经干可有压痛。常有关节痛。可有精神症状，如抑郁、智力减退等。

2)进行性脂肪萎缩症：本病患者上半身皮下脂肪呈进行性萎缩，下半身皮下脂肪正常或异常增加。亦有下半身脂肪萎缩，上半身脂肪沉积。可伴有甲亢、肝脾肿大、肌肉肥大、高脂血症、糖尿病等。

3)药物相关性肥胖：有特殊药物服用史，长期使用氯丙嗪、糖皮质激素、胰岛素、促进蛋白合成制剂、息斯敏等药物者，食欲亢进导致肥胖。有相关的药物服用史可资鉴别。

第二节 单纯性肥胖的发病机制

1 摄食过多，营养过剩

健康成人在正常情况下，每日摄入能量与机体消耗的能量是维持动态平衡的，这也是人体维持正常新陈代谢的基础。在这种生理状态之下，不会出现肥胖。而现代社会，高能量物质的食用大大增加，且“三多(吃、喝、睡多)一少(运动少)”的生活方式普遍存在，营养物质的摄入大大超过了每日机体的消耗，体内能量绝对或相对过剩，则转化为脂肪组织形式储存与体内。并且人们的膳食结构逐渐发生变化，动物性食物增长迅速，即脂肪摄入量连年增加，碳水化合物摄入量却“稳步减少”。由“低脂肪、低蛋白、低热量、多纤维”的传统膳食结构向“高脂肪、高蛋白、高热量、少纤维”的膳食结构转变，促进了肥胖病的发生。喜食脂肪类食物，脂肪类食物，即时饱腹效应差，热能密度高；不良饮食嗜好，喜食甜食、糖类食物，油炸食品、零食、甜味饮料、碳水化合物，进食过多（主食）等。有人分析了儿童单纯性肥胖症的易患因素，认为一岁以下的肥胖、非母乳喂养、家长容易满足孩子的要求、喜食肥肉四个因素为胖症的易患因素。研究表明，机体对脂肪的消耗调节能力在进食高脂或高糖成分食物会相对减弱，因此高糖、高脂饮食对于肥胖的形成产生巨大影响。同时，不良的进食习惯也与肥胖有关，如进食速度过快。调查证实，肥胖患者中速食者占了其中的43%；回圈吞枣的进食者达50%。

2 吸收功能紊乱，基础代谢降低

摄入食物进入胃肠消化道，根据消化酶的种类和分泌量不同，各种物质成分的吸收也不同。肥胖患者多数分泌脂肪酶和胆汁较多，所以消化吸收脂肪的比例较大，从而造成肥胖的发生。基础代谢率是在安静状态下，维持最低生命活动所需要的能力代谢率，人类基础代谢率与年龄的增长是成反比的，因此，成年人在基础代谢率下降的情况下，如摄入吸收还处于较高水平，则会导致肥胖的发生。对肥胖者进行研究发现，低代谢率是他们肥胖形成的主要因素。

3 中枢系统机制学说

机体能力摄入、吸收、代谢过程是受到中枢神经系统的调控的。类似于人体中枢体温调节点,研究者提出了“中枢体重调定点”的假说。正常情况下,体重增加超过调定点时,通过中枢系统作用,使摄食量减少。一般认为,下丘脑是调定点的部位所在。研究发现,下丘脑中腹内侧核为饱食中枢,下丘脑腹外侧核为饥饿中枢,破坏前者,刺激后者,会发生食欲亢进,摄食量增加。调定点假说仅为中枢系统而致肥胖的理论学说之一。其他还有中枢内分泌系统学说,或中枢神经递质学说。中枢内分泌学说认为,肥胖的发生与胰岛素抵抗关系最为密切。神经递质学说则是认为神经肽如抑胃肽或儿茶酚胺等也会对摄食情况造成影响而导致肥胖。

4 遗传相关基因

随着分子生物学领域对肥胖原因研究的涉入,肥胖相关遗传因素以及遗传基因成为关注焦点。肥胖基因(OB)的概念在 1950 年第一次被提出,随后的研究也证实,某些能调节摄食代谢的相关因子与 OB 基因存在一定程度的相关性。Frideman 更是在自己的研究提出了五种肥胖突变基因。也正是肥胖基因的发现,为肥胖遗传学奠定了理论基础。统计资料证实,单纯性肥胖存在着明显的家庭群体发病现象。双亲都肥胖的,其子女肥胖的可能性 70~80%,

即如果男女双方均为肥胖者,那么他们的下一代患肥胖症的概率会超过父母双方体形正常者所生子女患此症的5~8倍。男女双方如果都不是肥胖症患者,其下一代患此症的可能性就小得多,约为10%;而如果母亲或父亲一方肥胖,下一代患肥胖症的概率在40~50%。而且母子之间相关系数大于父子之间相关系数。不仅肥胖具有整体的遗传倾向,就局部的脂肪分布也发现存在家族性倾向。父母体形肥胖会遗传给下一代,很可能和家人的生活环境类似有关。现已确定的与肥胖有关的基因及其蛋白质:①瘦素;②解偶联蛋白基因;③肾上腺能受体基因;④TNF-a 基因、PPARr-基因;⑤胰岛素基因;⑥脂蛋白基因。

5 肥胖相关作用因子

1)瘦素

瘦素(Leptin),是肥胖基因(OB)的产物,也是脂肪组织分泌的一种蛋白质激素,具有调节代谢激素和体重的作用。在前文中提到,下丘脑是中枢体重调节点所在部位, 瘦素则通过对下丘脑作用机制的调节,而发挥作用。研究发现,瘦素对性激素,诸如黄体酮、促性腺激素、促卵泡素释放激素的分泌水平产生影响。利用构型敏感性凝胶电泳筛查出一例瘦素基因编码的变异,在94位由蛋氨酸代替撷氨酸,同时发现肥胖者脂肪组织 OBmRNA 表达增强, 血中 Leptin 浓度升高,并正相关于体重指数和体脂百分含量。

2)黑皮质素4受体—MC4R

在下丘脑中还存在一类对能量平衡起着重要调节作用的受体——黑皮质素受体(MC4R)。前阿片肽原神经纤维和神经肽神经纤维均位于MC4R位点上。MC4R对能量的调节则主要是通过作用于这两类神经纤维而发挥作用。刺激前者,会促进MC4R激动剂-黑色素细胞刺激素(a-MSH)的释放,a-MSH是由下丘脑弓状核神经元合成的促黑素细胞皮质素原(POMC)分化成的。肥胖动物下丘脑POMCmRNA表达下降,刺激后者,则会导致MC4R拮抗剂——AgRP的释放增加。MC4R的激动或抑制状体主要由a-MSH和AgRP两者含量比例所决定。MC4R激动状态下,可导致低落情绪,产生长时间绝食,从而导致机体消瘦;反之,MC4R在抑制状态下,则会促进进食,而发生肥胖。

3)增加食欲因子——NRY,Ghrelin,Orexin

神经肽(NPY)是在弓状核合成的(神经肽的mRNA于弓状核处表达)。神经肽合成后,到达室旁核,然后通过室旁核分泌释放AgRP拮抗MC4R,从而参与调节饮食。NPY是摄食刺激因子,且功能强大。如在饥饿、剧烈运动状态下,可促进NPY合成分泌,从而刺激摄食增加(出现食欲亢进)、能量存储(棕色脂肪产热减少),进而体重增加。长期高脂饮食和胰岛素可抑制NPY释放,通过分子生物学研究,已知NPY有6种受体,发挥摄食调节相关作用的是Yl.Y5,因此,对对Y1和Y5受体拮抗剂的研究将有助于肥胖的治疗。

生长激素释放肽(Ghrelin)是在大鼠和人类的胃粘膜内分泌细胞中被发现的。Ghrelin mRNA 在人体的胃底表达水平高,因此在胃底细胞分泌最多,此外在脑垂体中也有分布。Ghrelin 对食欲的调节主要通过两方面的作用:一方面通过表现促进胃动力作用。胃酸分泌之间的依赖关系而调节摄食。另一方面通过中枢摄食网络发挥调节作用,Ghrelin 通过突触传递作用支配下丘脑分泌 NPY 和 AgRP 的神经元,并刺激其活动,进而增加 NPY、AgRP 的释放,促进食物摄取和使能量消耗降低。Ghrelin 作为唯一促生长激素受体的配体,有剂量依赖性促生长激素(GHS)释放作用,因此,采用 GHS-R 阻滞剂阻断 Ghrelin 信号转导,可望成为预防肥胖发生的新靶向。

促食素——orexin,是一类具有促进摄食作用的神经肽类物质,为侧下丘脑及弯窿周围的下丘脑区域神经元所表达。根据其成分不同分为 orexinA 和 orexinB 两类。orexin 与食欲、饱腹感,以及能量平衡等机能有关。在对动物实验研究中发现,脑室注射 orexin,增加大鼠食物摄入量,反之使用 orexin 受体拮抗剂,则减少摄食量,orexin 有两种受体在脑部表达。同时,其还具有对代谢率进行调节的功能,表达过度时,实验动物的代谢率增加,反之则出现能量代谢率降低。富含 orexin 的神经元对血糖水平较敏感,其与胰岛素和其他神经肽的关系需进一步研究。

6 作用于脂肪组织的因子

脂联素、抵抗素、脂肪细胞补体相关蛋白、解偶联蛋白脂联素（adiponectin，ADI），是经胰岛素刺激分泌的，在脂肪细胞分化过程中形成的对机体具有保护作用的细胞因子。其对于胰岛素抵抗的调节起关键作用，通过拮抗胰岛素抵抗作用，使降低血糖水平，可能与增高胰岛素敏感性有关，进而减少脂肪的生成。同时，ADI 还可以直接改善脂肪酸代谢，降低血中脂肪酸和甘油三酯浓度。

新近研究表示，脂肪组织不单是作为储存能量的机体组织，还能主动分泌多种生物活性物质参与代谢的调节。脂肪细胞分泌的多肽之一就是抵抗素，研究发现抵抗素同瘦素、脂联素等于肥胖、2 型糖尿病有着密切关系。大多数研究者认同，人类抵抗素具有拮抗胰岛素的作用，可以引起糖耐量减退，对脂肪细胞的分化也具有抑制作用。除外脂肪组织，在人类其他组织，诸如胰岛细胞中也发现了抵抗素的表达，而且在出现胰岛素抵抗现象时，其表达水平出现上调。然而关于抵抗素与单纯性肥胖之间的联系，并没有得到研究者的公认，临床相关报道还存在争议。研究发现，抵抗素在 2 型糖尿病患者、胰岛素抵抗者以及健康者三组人群之间表达并无统计学差异。就国内目前研究而言，仍缺乏抵抗素表达水平与单纯性肥胖之间联系的大样本研究。

脂肪细胞补体相关蛋白(Acrp30)是人体内唯一由成熟脂肪细胞分泌入血浆的多肽产物。通过研究发现，Acrp30 参与了机体内血糖、脂肪酸以及甘油三酯的代谢和调节。在肥胖症患者中,其表达明显减少。研究发现,Acrp30 可以明显促进肌肉脂肪酸氧化,降低高脂饮食引起的血浆中高脂肪酸含量。据此,Acrp30 具有抗动脉粥样硬化的作用。

解偶联蛋白(uncouPlingproteins,UCPs)是位于线粒体内膜上的一种转运蛋白，它具有使呼吸链和 ATP 的合成解偶联的作用，而这一作用促使能量转化为产热，即便是静息状态下的基础代谢率也相应提高。UCPs 被发现存在与棕色脂肪组织、白色脂肪组织以及骨骼肌细胞线粒体内膜上,且体内多种激素(如糖皮质激素)和蛋白质(热休克蛋白)都可以促进其转录 RNA 的表达。由于 UCPs 在产热过程之中的重要作用,已位列与肥胖相关基因的队伍当中。

7 其他胃肠的相关激素

胰高血糖素样肽-1 与胰高血糖素样肽-2 均由肠道内 L 细胞合成与分泌,其共同的前体分子为胰高血糖素样肽原。胰高血糖素样肽(glucagon-hkepePtide,GLP)最常见的生物活性形式为 GLP-17-36。该激素于进食后释放入血液循环,发挥多种调节功能,包括①延缓胃排空，减少进食;②刺激胰岛素释放,改善胰岛素敏感性;③降低胰高血糖素释放;④抑制胰岛 B 细胞凋亡,促进其再生。实验表明,啮齿类动物脑室内给予 GLP-1 后摄食明显减少,而外周给药可减少人类及啮齿类动物摄食。

胃泌酸调节素也是由肠道内 L 细胞合成与分泌,其前体分子为胰高血糖素肽原。胃泌酸调节素具有与 GLP-1 类似的活性，对 GLP-1 受体的亲和力是 GLP 的 54 倍,但其减少摄食的能力相似。据报道,直接给予下丘脑弓状核，虽可阻断胃泌酸调节素对胃肠道作用,但不能阻断 GLP-1 的作用。因此,胃泌酸调节素和 GLP-1 可能具有不同的药理性质及组织特异性信号传导因子,因而在能量代谢中起着不同的作用。对啮齿类动物和人类若长期给予外源性胃泌酸减少内源性葡萄糖的产生,可使血糖水平下降,减少脂肪的产生。

肽 YY 是一种与 NPY 相关的肠道激素，两者均含有 PP 折叠结构，通过 Y 家族受体发挥作用。PYY3-36 是肽 YY 的免疫反应活性部位，与 Y2 受体结合发挥效应。肽 YY 表达于整个消化道的 L 细胞,进食后释放入血循环。PYY3-36 可减少啮齿类及灵长类动物的摄食,进而减轻脂肪堆积。外源性 Y2 受体拮抗剂可以减弱这种抑制效应,而 Y2 受体基因敲除的大鼠完全缺乏这一作用，表明 PYY3-36 通过 Y2 受体发挥抑制食欲的作用。与瘦素不同,肥胖与非肥胖个体之间的肽 YY 水平无显著差异。肥胖者肽 YY 的循环水平与瘦素水平相比并不高,可见肥胖个体对肽 YY 的食欲抑制作用并不存在抵抗性。因此,肽 YY 释放减少或敏感性下降,并不是导致肥胖的病因。

8 棕色脂肪组织异常

棕色脂肪组织是近几年来才被发现的一种脂肪组织,与主要分布于皮下及内脏周围的白色脂肪组织相对应。棕色脂肪组织分布范围有限,仅分布于肩胛间、颈背部、腋窝部、纵隔及肾周围,其组织外观呈棕色,细胞体积变化相对较小。白色脂肪组织是一种贮能形式,机体将过剩的能量以中性脂肪形式贮藏于间,白色脂肪细胞体积随释能和贮能变化较大。棕色脂肪组织在功能上是一种产热器官,即当机体摄食或受寒冷刺激时,棕色脂肪细胞内脂肪燃烧,从而决定机体的能量代谢水平。以上两种情况分别称之为摄食诱导产热和寒冷诱导产热。棕色脂肪组织这一产热组织直接参与体内热量的总调节,将体内多余热量向体外散发,使机体能量代谢趋于平衡。有关人类肥胖者褐色脂肪组织的研究不多,但确实可以观察到部分产热功能障碍性肥胖的病人。

9 病毒感染与肥胖

肥胖作为一种全球大流行病的出现引起了人们对一种或多种传染性病原体发挥因果作用的假设的兴趣。与这一观点一致的是,肥胖者对某些疫苗的免疫反应降低, 增加了感染易感性在肥胖发展中发挥作用的可能性。例如, 在各种临床前模型中,AD–36 病毒的感染被报道导致脂肪细胞增殖和体重增加,肥胖的个体对这种病毒的抗体滴度明显高于瘦个体。然而,并没有更好的证据证明这种传染剂与人类肥胖之间的因果关系，甚至有研究发现，禽类腺病毒和人类36型腺病毒的感染会诱发肥胖，其可能机制与神经内分泌系统的作用有关。肥胖与病毒感染的相关性和因果关系仍需进一步研究。

10 社会环境因素

全球肥胖症患病率的普遍上升与社会环境因素的改变有关。经济发展和现代化生活方式对进食模式有很大影响。在中国，随着家庭成员减少、经济收入增加和购买力提高，食品生产、加工、运输及贮藏技术有改善，可选择的食物品种更为丰富。随着妇女更广泛地进入各行各业，在家为家人备餐的机会日益减少；加上家庭收入增加，在外就餐和购买现成的加工食品及快餐食品的情况增多，其中不少食品的脂肪含量过多。特别是经常上饭店参加“宴会”和“聚餐”者，常常进食过量。在遇到烦恼、愤怒等不顺心事时，有人往往以进食消愁。此外，经常性的吃肉过多（尤其是猪肉含较多脂肪和蛋白质）容易导致消化器官（肠道、肝脏）和肾脏负担过重和脂肪在体内蓄积，也不利于健康。

政策、新闻媒体、文化传统以及科教宣传等，对膳食选择和体力活动都会产生很大影响。新闻媒体（包括电视、广播和印刷的宣传材料）在现代消费群体中有举足轻重的作用，电视广告对儿童饮食模式的影响甚至起着第一位作用。然而广告中所宣传的食品，许多是高脂肪、高能量和高盐的方便食品和快餐食品。目前有些广告对消费者,尤其是对儿童饮食行为的误导不容忽视。

此外，对于职业属于①经常或长期坐位工作者,运动机会少,大多腹部、臀部肥胖。②食品厂工作者,如经常接触糖果、糕点等食品,进食机会多。③厨师工作者,经常受油及香味刺激,进食高热量食物机会多。④家庭妇女,经常在家做饭、做家务、接触零食机会多。这些均可成为肥胖的原因。

11 戒烟

研究发现,肥胖发病率稳步上升的另一个潜在原因是伴随而来的大量吸烟率下降,许多长期吸烟者往往在戒烟后出现体重迅速上升的现象。戒烟与体重增加相关,可能是由于尼古丁对抑制食物摄入和体重增加作用的戒断反应，也可能由于戒烟者常以吃零食来抑制烟瘾，因而摄入的能量相应增加。在动物模型下丘脑POMC神经元上发现了烟碱型乙酰胆碱受体,这些受体的激活可以减少动物模型中的食物摄入和体重。因此,虽然预计减少吸烟会增加人口的平均体重,但肥胖仍然是目前吸烟者和从未吸烟者的一个问题。可以通过减少摄入热量和增加体力活动来预防在戒烟后体重增长过多。吸烟对人体健康的危害往往大于因戒烟后体重的可能变化所产生的影响,而戒烟后的体重上升往往是可以预防的。

12 体脂质量升高的生物防御机制

虽然许多内在的(例如遗传)和外在的(例如饮食组

成、生活方式)因素可以有利于正能量平衡和体重增加的倾向,但有一个未回答的问题是,在肥胖的个体中,体脂质量的升高是如何在生物学上得到保护的。在某些情况下(例如编码瘦素或POMC的基因突变),我们可以预测,由于对能量稳态系统的直接有害影响,生物防御的体脂水平将增加。然而,在绝大多数肥胖者中,研究人员还没有发现一个明确定义的能量稳态缺陷（遗传或其他)来解释这一现象。实验问题的一部分是,能量摄入和/或支出的细微差异会随着时间的推移对肥胖产生很大的影响,一旦一个人处于体重平衡状态,任何病因差异就不再存在。

一个非常温和但持续的能量平衡不匹配(即每年摄入热量比消耗的热量多1%到3%）可以解释多年来额外身体脂肪的缓慢但持续积累,这是大多数肥胖人类的特征。虽然体脂质量的急剧增加通常是可逆的,但持续的体脂增加通常最终成为全身脂肪质量的一部分,这是生物学上防御的。正是由于这个原因,饮食或生活方式的改变引起的体重减轻,可能被期望弥补能量稳态系统中由不适应饮食、久坐行为引起的后天缺陷的变化通常最终会恢复，即使面对坚持更健康的饮食和生活方式。这些观察表明,虽然被保护的体脂水平逐渐增加的机制可能是由前面讨论的许多环境暴露中的一个或多个触发的,但简单地退出违规暴露不太可能逆转增加的体脂一旦建立。相反,能量稳态系统被向上重置,因此较高水平的体脂相对抵抗生活方式干预,类似于基因决定的肥胖增加。

如何才能获得能量稳态系统的这种变化?虽然我们仍在等待明确的答案,但最近的工作提供了潜在的见解。在许多组织(包括肝脏、骨骼肌、脂肪组织和血管)中,肥胖与炎症过程的激活有关,其特征是巨噬细胞或相关免疫细胞的侵袭,以及促炎细胞因子的表达相关增加,如肿瘤坏死因子-α或白细胞介素-1。这种炎症的发生要么与肥胖的发生相一致,要么发生在肥胖确立后,这可能是一种后果,而不是肥胖的原因。然而,下丘脑是一个例外。在大脑炎症和组织损伤的这一区域发生在参与能量稳态的离散区域,这种影响在肥胖发展之前是明显的。当大鼠或小鼠被放置在 HFD 上时,炎症标志物在 24 至 48 小时内在下丘脑 ARC 中被检测到,早在体脂质量增加之前。此外,这种炎症反应与下丘脑胶质细胞的扩张和激活有关,这一过程被称为"反应性胶质细胞病"(神经元损伤的典型脑反应)。具体来说,将小鼠或大鼠从标准 CHO 切换到 HFD (易患饮食诱导的肥胖) 可在 1 周内诱导 ARC 的小胶质细胞病和星形胶质细胞病。

虽然很容易在能量平衡的关键脑区受伤的证据和防御升高的体脂质量之间建立因果关系,但我们强调,这种局部下丘脑对 HFD 喂养的反应的原因和后果都不知道。因此,认为脂肪质量升高的防御是由这种下丘脑胶质病（通过损害关键神经元对瘦素和/或其他相关体液/神经信号的输入作出反应的能力）引起的，这是一个需要进一步检验的假设。一个工作模型假设，在易感动物或人类中，饱和脂肪和/或其他营养物质的消耗增加会导致参与能量稳态的下丘脑神经元的损伤，进而触发反应性胶质病。或者，饮食开关可以直接激活局部小胶质细胞（仅在中枢神经系统中发现的巨噬细胞样细胞），这种反应通过引起神经元损伤和触发更多的胶质细胞病而引发恶性循环。在这两种情况下，不难想象这种局部反应如何削弱 ARC 神经元对体液（瘦素）或与体重控制相关的神经输入的反应能力，从而有利于防御体内脂肪质量升高。值得注意的是，研究报告了肥胖的人下丘脑中的胶质病的放射学证据，以及啮齿动物模型。这种机制与前面讨论的机制的区别在于它有可能解释后天肥胖形式中体重升高的原因。它这样做的程度是今后工作的一个关键优先事项。

13 肠道菌群

肠道菌群是一类定植在正常人体肠道内的数目众多结构复杂的微生物群落，主要由厚壁菌门和拟杆菌门组成，前者包括常见的肠球菌属和乳杆菌属，后者主要包括拟杆菌属和普氏菌属，肠道菌群可以利用人体摄入的食物等物质，产生的代谢产物可以作为机体的营养物质被吸收，影响着机体的代谢和免疫功能。肠道菌群作为机体内部一个重要的食物代谢的途径，可以帮助机体消化一些无法消化的食物,将其转变为机体可以吸收的单糖或短链脂肪酸,促进机体对营养物质的吸收,肠道菌群代谢的短链脂肪酸中含有大量的醋酸盐,醋酸盐进入脑脊液后可以引起副交感神经兴奋性增加,促进胰岛素的分泌,增加机体对葡萄糖的摄取以及脂肪的合成,同时还可以促进胃肠道释放饥饿素(ghrelin),引起机体进食增加,导致体重增加。有研究认为肥胖者体内的肠道菌群和正常人之间的菌群有着明显差异,肥胖小鼠肠道内拟杆菌的丰度下降而厚壁菌的比例相对增加,当用厚壁杆菌门丰度和拟杆菌门丰度做比值时,发现在肥胖者体内,该比值明显升高,而当这部分人体重下降时,该比值下降;在将肥胖小鼠和健康小鼠的肠道菌群分别移植入两组无菌小鼠体内时,发现实验组小鼠的脂肪储量和体重增加明显高于对照组同,在一些使用特殊食物或者药物改变肠道菌群的临床研究中也发现了同样的效果,即肥胖者的体重会随着其肠道菌群结构恢复正常而逐渐下降。

14 运动不足

运动不足不仅可导致能力消耗减少,还可引起体内基础代谢也减弱、脂肪合成酶活性增强,使得能量更容易以脂肪的形式而贮存于体内。

15 精神心理因素

大约有 10%左右的肥胖病人在减肥成功后 2 年内能把减肥效果保持住。下丘脑的功能常受精神状态的影响,精神因素与食欲是密切相关的。精神过度紧张或兴奋时,食欲会受到明显的抑制,常会不知道饥饿,而精神紧张消除后，常会出现食欲亢进而引起多食或狼吞虎咽。对下丘脑腹内侧核的刺激能让动物拒绝进食,如果其遭到破坏,多食现象就此发生。

第三节 单纯性肥胖的治疗

肥胖症由能量播入与消耗平衡失调引起,因此。减重治疗应顾及能量平衡的两端，即适当降低能量摄入,增加能量消耗。在肥胖症治疗的目标方面,要体重完全回复正常范围通常是不现实的,不能以此作为减重的目标,但研究表明,适当的减重(通常指减轻 5%~10%)确实对健康有益。控制体重的策略包括饮食治疗、参与运动、改变生活方式等措施。重视行为治疗有助于达到和维持减重的目的。

1 行为治疗

指通过宣传教育使患者及其家属对肥胖症及其危害性有正确认识从而配合治疗，采取健康的生活方式,改变饮食和运动习惯,自觉地长期坚持,是治疗肥胖症最重要的步骤。改治疗方式应逐步建立并推广发展。由临床医师、心理学家、营养医师和护士组成指导小组,医疗小组应充分取得患者的信任、理解,合作和支持,了解肥胖者的肥胖史,曾做过哪些处理,减肥措施受到过哪些挫折、存在的问题,以及肥胖症对其生活有何影响,以示对病人的关心;应向肥胖症病人说明肥胖对健康带来的可能危险,建立共同战胜肥胖症的伙伴关系。应让病人采取主动、积极参与制订改变行为的计划和目标,不能由医疗保健人员单方面决定。

指导患者制定具体可行的计划, 建立节食意识,每餐不过饱;尽量减少暴饮暴食的频度和程度。注意挑选脂肪含量低的食物;细嚼慢咽以延长进食时间,使在进餐尚未完毕以前即对大脑发出饱足信号,有助于减少进食量。进食时使用较小的餐具,使得中等量的食物看起来也不显得单薄;也可按计划用餐,即在进餐前将一餐的食物按计划分装,自我限制进食量,使每餐达到七分饱;也可使漏餐者不致在下一餐过量进食。餐后加点水果可以满足进食欲望。改变进食行为常常有助于减少进食量而没有未吃饱的感觉。

制订的减重目标要具体、并且是可以达到的。例如在制定体力活动目标时,以"每天走路 30 分钟或每天走 5000 步"代替"每天多活动点"。建立一系列短期目标,例如开始时每天走路增加 30 分钟, 逐步到增加 45 分钟,然后到 60 分钟。膳食脂肪占总能量的百分比由原来的 35%下降到 30%,再逐步下降到 28%~25%。对病人的监测有助于评价病人的进步, 在前一阶段结果的基础上,为病人提供如何实施进一步目标的信息。与病人保持经常联系,关心和帮助病人改变行为是非常必要的。

教会需要减肥的对象进行自我监测：观察并记录某些行为，如每天记录摄入食物的种类、量和摄入时间，进行了哪些运动，使用哪些药物，改变行为后所得到的结果等，经常测量体重对长期保持适当体重是非常重要的。对行为的自我监测通常可以使患者向所希望的目标方向改变。对自我监测记录，某些病人可能会感到烦琐，但非常有用。

2 饮食治疗

主要是通过限制能量的摄入量，采用低热卡、低脂肪饮食，使总热量低于消耗量以减轻体重。应注意减肥并非简单地减轻体重，而是去除体内过多的脂肪，并防止其再积聚，合理膳食包括改变膳食结构和食量。减重膳食的主要含义为低能量，低脂肪、适量优质蛋白质，含复杂碳水化合物（例如谷类），并进食足够的新鲜蔬菜（400~500g/d）和水果（100~200g/d），在膳食营养素平衡的基础上减少每日摄入的总热量，即在满足人体对营养素需要的基础上，使热量的摄入低于机体能量消耗，达到一定程度负平衡，把贮存的脂肪动员出来消耗掉来供能。注意饮食的能量密度，选择体积积较大而能量相对低一些的食物，例如蔬菜和水果富含维生素和矿物质，体积大而能量密度低，容易有饱腹感而不致摄入过多能量。注意限食并非指单纯限制谷类主食量。在平衡膳食中，碳水化合物、蛋白质和脂肪提供能量的比例，分别占总热量的60%~65%、15%~20%和25%左右。应注意足量蛋白质的供给，以最大限度减少瘦体重的丢失，避免油煎食品、方便食品、快餐、零食、巧克力等食品，少吃甜食，少吃盐。过去曾用的低热量快食(lowcaloriediet，LCD)指每公斤理想体重给予热量67.2KJ(16~20kcal)，极低热量饮食(veryloucaloriediel，VICD)指每公斤理想体重给予热量42.0KJ(10kcal)或更低。目前趋向于采取中等度降低能量摄入。亦即是使每日摄入的热量比原来日常水平减少约1/3，例如女性约为4200~5048kJ/d(1000~1200kcal/d)，男性约为5048~6720kJ/d(1200~1600kcal/d)。这样可使每周体重下降0.5~1.0kg。饮食治疗常见的误区之一是VLCD，长期VLCD使脂肪过度提供热卡，对以葡萄糖供能为主的大脑和心肌代谢会带来不利影响，甚至发生心肌损伤致心源性猝死；同时肝肾代谢负荷过重，因肥胖常伴脂肪性肝病，也常伴高血压甚至肥胖性肾病，因此长时间可能加重肝肾损害。误区之二是不进食或极少进食碳水化合物，后果与VLCD相似。误区之三是不进食动物脂肪，因为相当部分必需脂肪酸需要动物脂肪提供，因而没有动物脂肪摄入会造成脂肪酸代谢失衡。由此可见，合理的热卡与合理的饮食措施才是科学的治疗，不能采用极端的方法。误区之四是仅饮食治疗，不与运动配合。肥胖伴胰岛素抵抗，要改善胰岛素抵抗除了减少热卡外，必须配合运动，否则减轻胰岛素抵抗的作用会不明显。

3 体育锻炼

应与饮食治疗同时配合并长期坚持,否则体重不易下降,或下降后又复上升。必须进行教育并给予指导,运动方式和运动量应适合患者具体情况,提倡有大肌肉群(如股四头肌胶二头肌）参与的有氧运动。注意循序渐进，有心血管并发症和肺功能不好的患者必须更为慎重。通过多种途径开展健康教育,改变人们的观念,将体力活动视为现代文明、提高体质、有益健康的必要条件,尽量创造多活动的机会,鼓励多步行,每日走路30~45分钟可增加能量消耗420~840kJ(100~200kcal),减少静坐时间。较为剧烈的运动应视个人情况,运动量和持续时间应恰当,并循序渐进。

4 药物治疗

根据《中国成人超重和肥胖预防控制指南(试用)》,药物减重的适应证为:①食欲旺盛,餐前饥饿难忍,每餐进食量较多;②合并高血糖、高血压、血脂异常和脂肪肝;③合并负重关节疼痛;④肥胖引起呼吸困难或有睡眠中阻塞性呼吸暂停综合征;⑤BMI<24kg/m^{2}有上述并发症情况,或BMI>28kg/m^{2}不论是否有并发症,经过36个月单纯控制饮食和增加活动量处理仍不能减重5%,甚至体重仍有上升趋势者,可考虑用药物辅助治疗。药物减重的目标是:①比原体重减轻5%~10%,最好能逐步接近理想体重；②减重后维持低体重不再反弹和增加；③使与肥胖相关症状有所缓解，使降压、降糖、降脂药物能更好地发挥作用。

下列情况不宜应用减重药物：①儿童；②孕妇、乳母；③对该类药物有不良反应者；④正在服用其他选择性血清素再摄取抑制剂。

理想的减肥药应能够减少能量摄取，增加能量消耗，并改善与肥胖症相关情况的危险因素，且安全性好。以往一些减肥药因不良反应已淘汰，目前主要有两类药物用于临床。

4.1 食欲抑制剂

大多通过儿茶酚胺和5羟色胺中枢递质有调节摄食与饱食中枢的作用，使体重下降。

1)拟儿茶酚胺类递质药物

苯丙胺及其衍生物早在1930年就发现苯丙胺可抑制食欲，它的衍生物包括甲苯丙胺、苄甲苯丙胺、苯甲吗啉、苯双吗啉、氯苯丁胺、邻氯苯丙胺和二乙胺苯酮等。

(1)药理作用：①促进多巴胺和去甲肾上腺素的释放，同时阻断神经末梢对儿茶酚胺的再摄取；②刺激中枢神经系统，促进代谢和增加产热，增加肌肉、脂肪等组织对葡萄糖的摄取与利用；③影响脂肪代谢。苯丙胺、甲苯丙胺和苯甲吗啉可促进脂肪分解使血浆游离脂肪酸和(或)甘油三酯浓度上升，氯苯丁胺有明显的降低总血脂及胆固醇的作用。

(2)副作用:主要有①对中枢神经系统的兴奋作用:包括使神经过敏、不宁、易激动、失眠症、疲倦感减轻,精神愉快,有引起药物成瘾的危险;②对交感神经系统的刺激:包括口干、视力模糊、轻度头痛及眩晕、心动过速及心悸、血压升高及出汗;③对胃肠道刺激作用:包括恶心、呕吐及便秘。

(3)禁忌证:包括①青光眼:因此类药物有扩瞳作用;②甲状腺功能亢进症:因交感神经兴奋使其加重;③狂躁型精神病:用该药使病情加重;④交感胺类过敏者;⑤忌与单胺氧化酶抑制剂合用,可产生高血压危象;⑥并发高血压及冠心病:因本药可引起高血压、心率加快及心律失常;⑦合并糖尿病。苯丙胺类药物中苯丙胺副作用最大,国外已禁止将苯丙胺作为食欲抑制剂使用。最常用于临床的有二乙胺苯酮、苯丁胺树脂等。

吲哚类及其衍生物氯苯咪吲哚和环咪吲哚为吲哚类衍生物,具有儿茶酚胺神经递质作用。氯苯咪吲哚可兴奋脑内的β肾上腺素能神经元和直接抑制下丘脑的摄食中枢,并可促进肌肉、脂肪等组织对葡萄糖的利用和降低血清胆固醇及甘油三酯。副作用较苯丙胺类小,对血压、心率无影响。

2)拟5羟色胺神经递质类药物

(1)药物作用机制为①促进神经末梢储存的5羟色胺释放;②抑制5羟色胺的再摄取,延长5羟色胺作用于突触受体；③模仿5羟色胺的作用直接兴奋突触受体，从而增强5羟色胺兴奋饱食中枢的作用。此类药物没有中枢神经系统兴奋作用，延长治疗后有维持体重减轻的功效，无依赖性。

(2)药物现已发现和用于临床的有3种

①氟苯丙胺：促进5羟色胺释放，为此类首先用于临床的药物。国内自1985年由上海医药工业研究院实验药厂正式生产。本品能促进神经末梢释放5羟色胺，兴奋下丘脑饱食中枢，还可抑制胰岛素和α脱氧葡萄糖引起的过度进食，增加周围组织对胰岛素的敏感性，促进肌肉等组织对葡萄糖的摄取和利用。氟苯丙胺对脂蛋白代谢有显著影响，可使血清总胆固醇、甘油三酯、LDL胆固醇、总载脂蛋白β和LDL载脂蛋白B减少，增加HDL磷脂蛋白和HDL胆固醇，降低导致动脉粥样硬化的LDL胆固醇和HDL胆固醇的比值，提高抗动脉粥样硬化的HDL胆固醇和LDL+VLDL胆固醇的比值。此药还可使肥胖者低于正常水平的生长激素和泌乳素对精氨酸和各种刺激的反应恢复正常，本品对生长激素的影响促进了生长激素分解脂肪的作用，有利于体重的减轻。本品有一定的降压作用，能增强降压药如胍乙啶、甲基多巴和利血平的降压效果，并有降低血糖的作用。无中枢兴奋副作用，不易成瘾和产生精神依赖性。对心、肝、肾等脏器无明显损害。副作用有嗜睡、恶心及腹泻。适用于伴有高血压、冠心病、糖尿病、高脂血症的肥胖病

人。由于本药抑制中枢神经系统，因而可产生嗜睡，偶可导致精神抑郁。故对抑郁症患者禁用，驾驶员与高空作业者也应慎用。

②氟西丁、Indalpine、Paroxetine、Sertraline、Org6582，Ru2559 等：其中氟西丁为首选。本品通过阻滞 5 羟色胺神经元突触前膜对 5 羟色胺的再摄取而增加大脑内 5 羟色胺与突触后膜受体结合的数量，从而提高 5 羟色胺的功能。该药还具有微弱的抑制去甲肾上腺素和多巴胺再摄取的作用。患者服用氟西丁 60 毫克/日可显著减轻体重，低于 40 毫克/日亦有调节代谢的作用。本品副作用和适应证与氟苯丙胺相同。

③M-chloro phenylpierazine、喹帕金和 MK-212 为 5 羟色胺激动剂，可模仿血清素直接作用于 5 羟色胺突触后膜受体，提高 5 羟色胺能神经元的功能抑制实验大鼠的食欲，有可望应用于肥胖症。

其他抑制食欲的药物如纳络酮及内生性抑制食欲的物质如 TRH、脑内存在的胰高糖素、降钙素、蛙皮素正在研究中。

3)常用食欲抑制剂用法

(1)氟苯丙胺　口服，每片 20 毫克。每次 20 毫克，每日 2~3 次。极量每日 120 毫克。从每天 40 毫克开始，每天 60~80 毫克已能达到治疗效果，服药以餐前 30~45 分钟最为适当。一个疗程约 8~12 周，在最后 4~6 周内逐渐减量直至停用。不宜突然停用。连续服药不应超过 6 个月，否则易发生耐药性。

(2)右旋苯丙胺　口服，一次2.5~10毫克，一日2~3次，饭前0.5~1小时服。如有失眠，最后一次应在就寝前数小时。极量，一次20毫克，一日40毫克。长效胶囊含本品15毫克，一日1次，早晨服用。每一疗程一般不要超过6~12周。

(3)甲苯丙胺　口服，一次2.5~5毫克，一日3次，饭前0.5~1小时服。缓释剂，一日1次，每次5~15毫克，早晨服。

(4)苄甲苯丙胺　口服，一次25~50毫克，一日1~3次，午前服。极量，一日150毫克。

(5)氯苄苯丙胺　口服，一次30毫克，一日3次。

(6)氯丙苯丙胺　口服，一次40毫克，一日1~2次。

(7)氟乙苯丙胺　口服，一次10毫克，一日2~3次。

(8)烟酰苯丙胺　口服，一次50~150毫克，一日2~3次。极量，一次200毫克，一日600毫克。

(9)苯丁胺　口服，一次8毫克，一日3次，饭前半小时服用。树脂胶囊，每次15~30毫克，一日1次，早饭前服用。

(10)氯苯丁胺　口服，每次25毫克，一日2~3次，饭前服。或75毫克，一日1次，早饭后顿服。

(11)氯苯丁胺酯　口服，一日1次，每次100毫克。

(12)邻氯苯丁胺　口服，每次50毫克，一日1次，午前服。

(13)苯甲吗啉　口服,一次25毫克,一日2~3次,早、中饭前服。长效制剂75毫克,晨顿服。

(14)二乙胺苯酮　口服,一次25毫克,一日2~3次,早、中饭前0.5~1小时服。长效制剂75毫克,晨顿服。

(15)氯苯咪吲哚　口服,一次1毫克,一日3次,饭前1小时服。或一次2毫克,一日1次,午饭前1小时服。

4)食欲抑制剂的选择

目前常选用二乙胺苯酮、氯苯咪吲哚及氟苯丙胺。二乙胺苯酮比其他药物的副作用要小,也无发生抑制的危险。二乙胺苯酮和氯苯咪吲哚,降体重的效果相同。氟苯丙胺较适用于那些特别紧张或易激动,以及患糖尿病的肥胖症者。对于酚噻嗪类药物引起的肥胖,首选氯苯丙胺。对于伴有高血压的病人,可选用氟苯丙胺或二乙胺苯酮,已证明这两种药物有降低血压作用。

4.2 双胍类口服降糖药

1)作用机理

此类药物有抑制食欲、降低体重作用,能减少或延缓胃肠道对糖的吸收,增加大便中脂肪及其他物质的排泄,致使热量丢失,使肌细胞的葡萄糖透入阈下降,从而增加葡萄糖在肌肉中的氧化,减轻空腹和餐后的高胰岛素血症。对于没有糖尿病的肥胖病人没有降低血糖作用。因此,没有糖尿病的肥胖病人也可服用。

在同样饮食控制条件下，加该药后体重下降比不服药者多20%，该类药可使约80%~90%肥胖病人取得减轻体重的效果。据报告，平均6个月下降约3~3.5千克。但延长疗程，反使疗效减弱，到12周时，体重可能停止下降。采用服药3个月，停药2个月的治疗方法，可取得较为满意的疗效。

2）副作用

常见副作用有①疲乏、无力、口中金属味，减量或停药后可自行消失；②恶心、呕吐、厌食、腹泻，是已达到维持量的标志，在继续服药过程中会减轻或消失；③药疹；④抑制维生素B12、某些氨基酸及胆汁吸收，导致B12缺乏等；⑤易诱发乳酸性酸中毒。多见于有肝或肾功能损害者，因为降糖灵由肝脏代谢分解，且以原形经肾随尿排出。肝肾功能差者，血浆降糖灵浓度可以很高，引起细胞缺氧，乳酸生成增多而积聚。心衰及肺功能低下者，由于缺氧，乳酸生成增多。

因此，凡有肝、肾功能不全或重度肝、肾疾病、老年人、心衰、心肌梗死、失水、失血等低血容量休克者及酒精中毒者禁用。

3）常用药物用法

（1）苯乙双胍（降糖灵）口服。开始每次50毫克，每天2次，以后每周增加50毫克，直至出现胃肠道刺激症状或达300毫克/天为止。

（2）二甲双胍（降糖片）口服。开始每次500毫克，每天2次,以后每周增加500毫克,直至出现胃肠道症状或达到3000毫克/天为止。

4.3 激素类

1)甲状腺激素

甲状腺激素类药物如甲状腺素(T4)、三碘甲腺原氨酸(T3)及干甲状腺片是传统的治疗肥胖的药物。

(1)作用机理

甲状腺激素可增加代谢率,使体重下降。但临床上除甲状腺功能减退性肥胖外,使用一般剂量时效果不明显。原因是普通生理剂量,即甲状腺片30~60毫克每日2~3次,T4每日150微克,T3每日50微克,对于基础代谢率正常的肥胖病人,一般不会使体重下降,因为服药后内生甲状腺激素的分泌受抑制而减少,结果对机体代谢率和热能消耗不发生影响。停药后反而会出现一过性甲状腺功能减退。

甲状腺激素的药理剂量虽可提高代谢率,降低体重,但增加蛋白质分解,骨钙丢失及发生心血管功能障碍。因此不主张用于单纯性肥胖的治疗。不过近年来,不少学者重新评价了甲状腺激素在肥胖症治疗学上的价值。动物实验表明功能性甲减或T3抵抗可能是肥胖症的早期表现。T3的应用可防止低热量饮食中代谢率的下降,引起75%的额外体重丢失。低热量饮食中T360微克/日对蛋白质的分解没有影响,而120微克/日则使蛋白质的分解增加,因此尚有待进一步的研究。

(2)副作用

应用此类激素待体重下降后或出现心悸、紧张、多汗等副作用时,应逐渐减量,调整到合适的维持量。

一般干甲状腺片为240~420毫克/日,T4为150微克/日左右。本品有加快心率、增加耗氧的副作用,故对冠心病者应慎用,应从小剂量开始,以免诱发心绞痛。如出现心绞痛应及时减量。一般干甲状腺片从每日10毫克开始,若无明显不适则3~5日加10毫克。一般每天80~120毫克。用该剂量3个月无效或心绞痛发作,则应停用。由于甲状腺素对大脑皮层有兴奋作用,及加强儿茶酚胺的作用,可产生兴奋性表现。加用镇静剂,可减少紧张、失眠、心悸等副作用。加用β受体阻滞剂可抵销本品对心脏的副作用。服本品后可有肝功能损害,如SGPT升高,减量或停药1~3周后可降至正常。可同时给予保肝治疗,用此药过程中,因增加分解代谢,故需加用高蛋白及高维生素饮食。

(3)用法

①干甲状腺片:口服,开始30毫克/次,每日2次。无不适3天后加至60毫克/次,每日2次。以后每周增加剂量1次,一般每日用至360毫克。体重明显降低后,须减至维持量,维持数月,有主张应用半年左右。

②T4:口服。30微克/日,每日2次,以后每周增加30微克,一般每日150微克即可。

③T3:口服。开始10微克/次,每日2次,以后每3~7

天增加 10 微克,直至出现疗效或心悸、多汗等副作用。

2)绒毛膜促性腺激素(HCG)

HCG 肌注 500~1000 单位,每周 1~2 次,合并低热量食谱,据称可以治疗肥胖症,取得比单纯低热量食谱更好的疗效。

但有人完全否定其治疗肥胖病的作用。本品溶液极不稳定,不耐热,应临用前配制,粉剂应避光保存于 20℃以下。注射前需做过敏试验。有生殖系统炎症性疾病、激素性活动型腺癌患者禁用。本品不宜长期应用,以免产生抗体,抑制促性腺激素的生成。

3)生长激素(GH)

GH 增加脂肪氧化分解使代谢率增高,增加 5-脱碘酶的活性,促使 T4 向 T3 转化,使限食中血清 T3 浓度恢复正常,并缓解节食中的负氮平衡,减少蛋白质的丢失。一般每日 5 毫克。

4)脂解素

是从垂体前叶提取的一种蛋白质冻干制品。能促进从脂库中消耗脂肪,并促进其燃烧,激活脂肪组织的溶脂酶,促进脂肪分解,使体重减轻。本品可有水肿、过敏反应。心血管疾病,糖尿病,肝、肾功能不全,及对本品过敏者,禁用。用法:肌肉注射,每次 50 毫克,每日 2 次。10~20 天一疗程。

4.4 拟 β 肾上腺素能药物

BRL26830A 是一种新的 β 肾上腺素能促效剂,可增加产热,使代谢率上升,体脂含量减少。该药作用于特殊脂肪组织区域,不影响瘦体质密度,可减少氮丢失;对心率血压无影响。常用量每天200~400毫克,疗程6~8周,无肝、肾功能损害。Ly104119和Ly79771也是具有高度选择性产热、促代谢作用的减肥药物。

4.5 影响消化吸收的药物

1)食用纤维

含有多糖、木质素、半纤维素、树脂和藻酸盐,可抵抗人胃肠分泌物水解。作用为①延长胃排空;②减少能量与营养吸收;③阻碍脂类进入回肠末端增加饱腹感;④影响胃肠道的激素释放。每日用量6~30克。有轻度腹胀、排气排便增加。是一种潜力很大的药物。

2)蔗糖聚脂

本品制成的合成脂肪具有普通油脂外形及特性,可代替饮食脂肪,食后不能消化吸收,随粪便排出体外,减少了热量的来源。有人提出每进5023千焦(1200千卡)热量的饮食若有40克脂肪被本品取代,饮食消耗量由7538千焦(1801千卡)可减少到5316千焦(1270千卡),并能减少67%胆固醇和42%的维生素A的吸收。

3)脂肪酶抑制药

饮食中的脂肪必须经过胃肠道中的脂肪酶水解后,才能通过黏膜吸收。奥利司他(orlistat)在结构上与甘油三醋相似,通过竞争性抑制作用,选择性地抑制胃肠道脂肪酶(主要是胰脂肪酶),服药后可使甘油三的吸收减少30%而以原形随粪便排出，减少能量的摄取而达到减肥目的。该药对胃肠道的其他酶素（如淀粉酶、蛋白酶、原蛋白酶和磷酸酯酶）无抑制作用，不影响碳水化合物、蛋白质和磷脂的吸收。用量为120mg，每日3次，进餐时服药，该药不被胃肠道吸收，对脂肪酶的抑制作用为可逆性。此外，奥利司他可改善心血管危险因素。服用奥利司他的患者，其收缩压和舒张压、血清总胆固醇水平、低密度脂蛋白（LDL）一胆固醇和葡萄糖水平都有不同程度下降。奥利司他可能引起微小而显著的脂溶性维生素含量降低，如维生素A、D和K。在临床上需要通过评估患者需要的维生素种类而适当补充。服用奥利司他可率先出现胃肠道症状，如矢气、便急、脂肪油腻大便等。当患者控制脂肪的摄入，胃肠道症状通常可以缓解。奥利司他严重肝损伤临床少见，但有研究发现其与乳腺癌的发展相关，但两者的因果关系尚不明确。

4）其他制剂

消化酶抑制剂，如Phaseolamine、Ter-trahydrolipos-tatin、A0-128，及胃排空抑制剂如苏-氯柠檬酸及其衍生物，均在研究中。

5 手术治疗

目前，减重代谢外科被广泛接受的术式包括腹腔镜胃袖状切除术（laparoscopicsleev-egastrectomy，LSG）、腹腔镜Roux-en-Y胃旁路术（aparoscopicRoux-en-Ygasticbypas，LRYGB）、胆胰转流十二指肠转位术

(bilopancreatidiersiowithduodealwich,BPDS)。

1)LSG

LSG是以缩小胃容积为主的手术方式,切除胃底和胃大弯,保持原胃肠道解剖结构,可改变部分胃肠激素水平,对肥胖病人的糖代谢及其他代谢指标改善程度较好。绝大多数合并代谢综合征的单纯肥胖病人可以选择行LSG。由于LSG术后最常见的并发症为胃食管反流病 (gastresophagealrefuxdsese,GERD),而术前合并GERD的病人术后可能导致症状加重,故术前须进行充分评估。如合并食管裂孔疝,术中须同期修补食管裂孔疝。

LSG操作要点完全游离胃底和胃大弯,应用32~36Fr胃管作为胃内支撑,距幽门2~6cm处作为胃大弯切割起点,向上切割,完全切除胃底和胃大弯,完整保留贲门。术中如发现食管裂孔疝应–期行修补处理。此外,加强缝合有助于减少切缘出血的发生。

2)LYGB

LRYGB是同时限制摄入与减少吸收的手术方式,除减重效果显著外,可改善糖代谢及其他代谢指标。LRYGB对于T2DM缓解率较高,可能与其改变胃肠道激素分泌和十二指肠旷置对胰岛细胞功能的影响有关。对于合并中重度反流性食管炎或代谢综合征严重的肥胖病人,或超级肥胖病人,可考虑优先选择LRYGB。由于LRYGB旷置的大胃囊与食管不相连,胃镜检查较难实施,因此,对于有胃癌前期病变的病人,或者有胃癌家族史的病人,须慎重选择。

LRYGB 操作要点：在贲门下方建立容积为 15~30mL 的胃小囊,旷置全部胃底;食物支与胆胰支长度之和 200cm(可根据病人 BMI、T2DM 发病程度及具体情况调整);建议胃空肠吻合口直径<1.5cm,关闭系膜裂孔和 Petersen 间隙,防止术后发生内疝。

3)BPD/DS

BPD/DS 是以减少营养物质吸收为主的术式，在减重和代谢指标控制方面优于其他术式，但操作相对复杂,且随着共同肠道长度缩短,发生营养缺乏的风险增加,并发症发生率及病死率均高于其他术式。BPD/DS 主要用于在能保证术后维生素和营养素补充前提下的超级肥胖病人(BMI>50)、肥胖合并严重代谢综合征病人或病史较长的 T2DM 病人。

BPD/DS 操作要点先行 LSG，袖状胃容积为 100~200mL,保留胃幽门并在十二指肠上段将其横断,在距离回盲瓣约 250cm 处将小肠横断。十二指肠横断远端以吻合器闭合，十二指肠横断近端与小肠远端吻合,将小肠横断近端与回肠在距离回盲瓣 50~100cm 处进行吻合。

4)修正手术(rvisionsurgery)

随着减重代谢手术例数的快速增加,减重效果不佳以及复胖和术后发生并发症的病人也逐渐增多,因而修正手术应用越来越多。修正手术可分为恢复(reversal)

手术(修正为正常解剖结构)、修改(conversion)手术(从一种术式修改为另一种术式)、修复(repair)手术(在原术式基础上进行修正,术式不变)。

修正手术的选择需要考虑原手术方式和病人术后情况(减重不足、复胖、代谢疾病未有效缓解)等因素。在修正手术前,须经 MDT 评估,并正确评价减重代谢手术失败原因,恒重选择修正手术方式。

5)其他手术

近年来,减重代谢手术的探索主要集中在胃袖状切除术(SG)为基础的复合手术,例如,SG 加空肠旷置术(SG+JJD)、SG 加十二指肠和空肠旁路术 (SG+DJB),而且根据旷置肠管和共同通道的长短不同又可延伸出不同的术式。此外,也有一些为减少手术并发症而改良的术式,如 SG 加胃底折叠术,其目的是减少术后反流的发生。目前,这些术式仍处于探索阶段,需要进行高质量的临床研究。

在胃旁路术的基础上简化的迷你胃旁路术(亦称为单吻合口的旁路术) 已在临床上获得长期的随访数据,减重和降低血糖效果不差于胃旁路术,其手术难度相对降低,但有发生胆汁反流的潜在风险。

有些肥胖病患者常常为自己局部脂肪过多而发愁,如在腹部、髂腰部、臀部、下颏和颈部堆积的脂肪,不仅外观不美,而且影响健康和行动。局部去脂术包括脂肪抽吸术和皮下脂肪切除术;目前比较流行的超声吸脂术是用超声波作用于局部脂肪组织使脂肪乳化，再通过负压吸除乳化液。这种方法失血少、比较安全、痛苦少，易被病人接受。但是这种方法的缺点是去脂效率低，只能去除皮下脂肪，因而只适合于肥胖症病人局部的周围脂肪组织；对腹腔内和脏器周围的脂肪组织无能为力，因而往往只是暂时满足病人对外表的美容要求，对肥胖所造成的健康危害却作用较小。吸脂后过一段时间，局部脂肪还容易复原；操作不当时还有引起脂肪栓塞并发症的危险。

6 预防

肥胖症的预防包括以下 3 方面。

1)普遍性预防

普遍性预防是针对整个群体，其目的是稳定群体的肥胖水平，减少肥胖症的发生率，最终降低肥胖症的患病率，通过生活方式的改善，包括健康饮食、适当体力活动、减少饮酒，尽可能使体重维持在正常范围内，以减少与肥胖相关的疾病。

2)选择性预防

选择性预防是针对具有高危因子的人群亚组进行相关的教育，使他们能有效地处理这些危险因素，预防措施教育可在那些易于接近离危人群的地方进行，诸如学校、社区中心、初级卫生保健中心等。预防肥胖应从儿童时期开始，尤其是加强对学生的健康教育。

3)针对性预防

针对性预防是面对那些可发展为肥胖症或肥胖症

相关疾病的高危人群,即那些已经超重的个体,应防止他们的体重继续增加,减少体重相关性疾病。已有心血管疾病或2型糖尿病等个体应成为针对性预防的主要对象。早期发现有肥胖趋势的个体,并对个别高危个体具体进行指导。

参考文献:

[1] 陆再英,钟南山. 内科学[M]. 第8版. 北京:人民卫生出版社. 2015.

[2] WS/T 428–2013, 成人体重判定[S].

[3] Vijay –Kumar M,Aitken JD,Carvalho FA,et al. Metabolic syndrome and altered gut microbiota in mice lacking Tolllike receptor 5[J].Science,2010,382(5975):228–231

[4] 季明,邹大进."高危"肥胖的识别与研究[J].中国实用内科杂志,2014,34(10):933–938.

[5] 高芳芳. 肥胖儿童及幼鼠vaspin与胰岛素敏感性及糖脂代谢的关系[D].天津医科大学,2011.

[6] 孙首悦,顾卫琼,王卫庆,等. 肥胖与性腺功能减退[A]. 中华医学会、中华医学会内分泌学分会.中华医学会第十二次全国内分泌学学术会议论文汇编[C].中华医学会、中华医学会内分泌学分会:中华医学会,2013:1.

[7] Segerer Sabine Elisabeth,Segerer Stephan Georg, Partsch Carl Joachim,Becker Wolfgang,Nawroth Frank.

Increased Insulin Concentrations During Growth Hormone Treatment in Girls With Turner Syndrome Are Ameliorated by Hormone Replacement Therapy [J]. Frontiers in Endocrinology,2020.

[8] Shukur Hasanain Hamid,de Rijke Yolanda B.,van Rossum Elisabeth F. C.,Hussain Alkhateeb Laith,H?ybye Charlotte. Hair cortisol–a method to detect chronic cortisol levels in patients with Prader–Willi syndrome [J]. BMC Endocrine Disorders,2020,20(1).

[9] 王英. 包头市区小学生单纯性肥胖症流行病学调查[J]. 中国公共卫生,1998 (12) : 25–26.

[10] Tremblay A, Lavallee N, Almeras N, et al. Nutritional determinants of the increase in energy intake associated with a high–fat diet[J].Am J Clin Nutr, 1991, 53 (5):1134–1137.

[11] Ravussin E, Bogardus C. A brief overview of human energy metabolism and its relationship to essential obesity[J]. Am J Clin Nutr, 1992, 55(1 Suppl):242S–245S.

[12] 林宴菱. 三种治疗单纯性肥胖方法的临床疗效研究[D].广州中医药大学,2012.

[13] Boschard C. Genes obesity. Preface [J]. Prog MoI Biol Transl Sci, 2010, 94:xiii.

[14] Shunkard A J, Foch T T, Hrubec Z. A twin study of human obesity[J]. JAMA, 1986, 256(1):51–54.

[15] Zhang Y, Proenca R, Maffel M, et a}.Positional coning of the mouse obese gene and its human homologue [J]. Nature, 1994, 372 X6505):425~432

[16] 冯冰, 白馨, 杜虹, 等. 单纯性肥胖男孩血清 Leptin 与性激素的关系[J].中国当代儿科杂志, 2002(2): 133~134.

[17] Makimura H, Mizuno T M,Roberts J, et al. Adrenalectomy reverses obese phenotype and restores hypothalamic melanocortin tone in leptin-deficient ob/ ob mice[J]. Diabetes, 2000, 49(11):1917-1923.

[18] Stricker-Krongrad A, Richy S, Beck B. Orexins/ hypocretins in the ob/ob mouse: hypothalamic gene expression, peptide content and metabolic effects[J], Regul Pept, 2002, 104(1-3):11~20.

[19] Diez J J, Tglesias P. The role of the novel adipocyte-derived hormone adiponectin in human disease [J].Eur J Endocrinol,2003, 148(3):293-300.

[20] Shojima N, Sakoda H, Ogihara T, et al. Humoral regulation of resistin expression in 3T3-L1 and mouse adipose cells[J]. Diabetes. 2002 Jun;51(6):1737-44.

[21] Pajvani UB, Du X, Combs TP, et al. Structure-function studies of the adipocyte-secreted hormone Acrp30/ adiponectin [J]. Implications fpr metabolic regulation and bioactivity. J Biol Chem. 2003 Mar 14;278(11):9073-85.

[22] Díez J J, Iglesias P. The role of the novel adipocyte-derived hormone adiponectin in human disease [J]. Eur J Endocrinol. 2003 Mar;148(3):293-300.

[23] Obregón Rivas AM, Santos JL, Valladares MA, et al. Association of the FTO fat mass and obesity-associated gene rs9939609 polymorphism with rewarding value of food and eating behavior in Chilean children[J]. Nutrition. 2018 Oct;54:105-110.

[24] Drucker D J. The biology of incretin hormones [J].Cell Metab, 2000, 3 (3):153-165.

[25] Dakin C L, Small C J, Batterham R L, et al. Peripheral oxyntomodulin reduces food intake and body weight gain in rats[J].Endocrinology, 2004, 145 (6):2687-2695.

[26] Battexham R L, Cowley M A, Small C J, et al. Gut hormone PYY (3-36) physiologically inhibits food Intake[J]. Nature, 2002, 418 (6898):650-654.

[27] Kim B J, Carlson 0 D, Jang H J, et al. Peptide YY is secreted after oral glucose administration in a gender-specific manner[J].J Clin Endocrinol Metab, 2005, 90(12):6665-6071.

[28] Stocker G, Dumoulin D, Vandevyver C, et a1. Screening of a human antibody phage display library against a peptide antigen using stimuli-responsive

bioconjugates[J]. Biotechnol Prog, 2008, 24 (6):1314–1324.

[29] Shah K, Hilton TN, Myers L, et al. A new frailty syndrome: central obesity and frailty in older adults with the human immunodeficiency virus [J]. J Am Geriatr Soc. 2012 Mar;60(3):545–9.

[30] Schwartz MW, Seeley RJ, Zeltser LM, et al. Obesity Pathogenesis: An Endocrine Society Scientific Statement[J]. Endocr Rev. 2017 Aug 1;38(4):267–296.

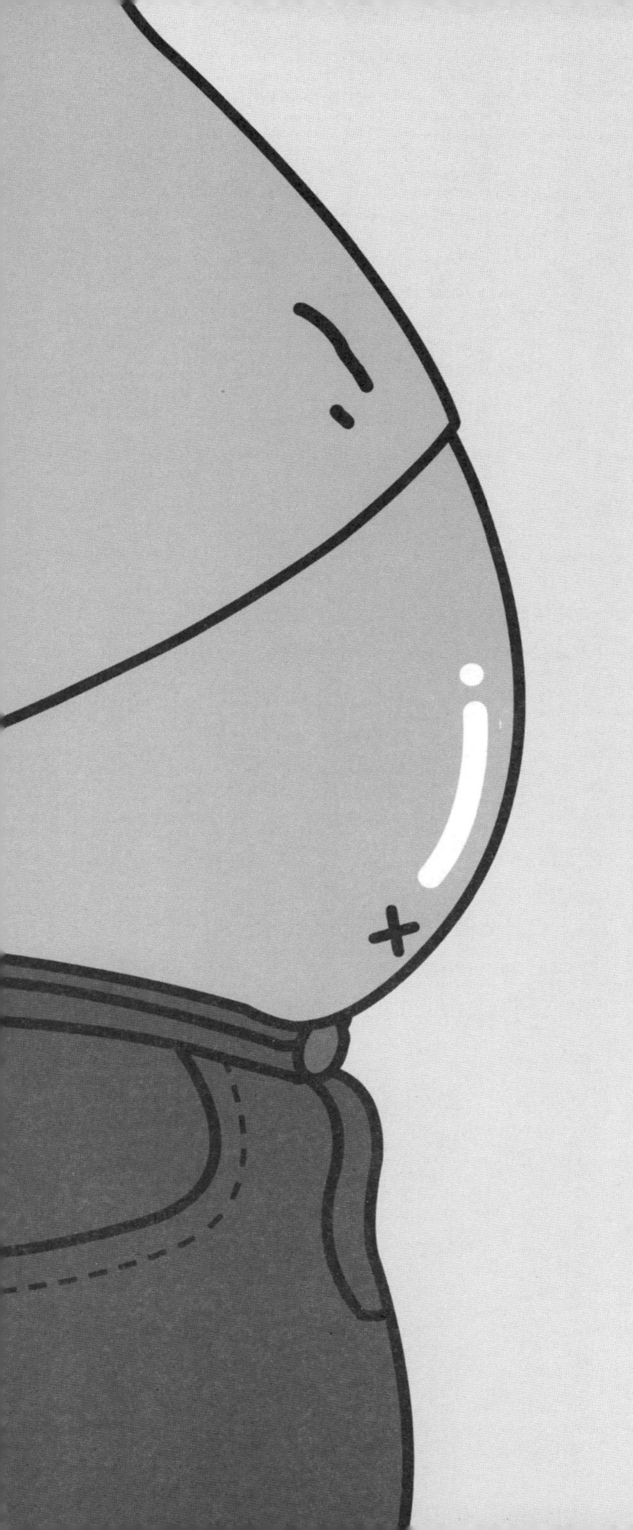

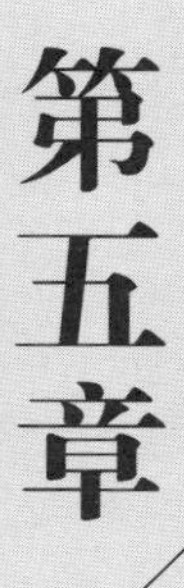

肥胖症的预防与养生

肥胖症是目前继心脑血管病和癌症之后对人类健康威胁的第三大敌人,故有“腰带越长,寿命越短”之说。肥胖症是“死亡五重奏”(即肥胖症、高血压、血脂异常、糖尿病、冠心病、脑卒中)等多种疾病的“头号杀手”,世界卫生组织已将肥胖定为疾病,可谓“百病之源”。据不完全统计,全世界肥胖症正在以每5年翻一番的惊人速度增长,粗略计算,患者数已近5亿,每年肥胖造成的直接或间接死亡人数已达30万。据我国新近公布的流行病学资料显示:我国目前超重和肥胖症的患病率分别为22.8%和7.1%,现有超重和肥胖症患者分别为2亿和6000万。尤其值得注意的是我国儿童超重和肥胖的发生率明显增加,国际肥胖症研究专家预测,到2010年,中国将有1/5的儿童超重。未来5年,全球超重儿童的数量将以惊人的速度增长,同时给公共卫生、经济发展等带来巨大的冲击。为此,人们应充分认识肥胖对人体的危害,彻底改变“胖是福气,肥能长寿”的错误观念,为预防肥胖的发生,首先应适当控制进食量,尤其对单纯性肥胖极为重要。

第一节 肥胖症的饮食治疗

肥胖一般采用饮食调控、运动疗法、药物疗法三种办法。但是,最根本的治疗是饮食调控。饮食调控是减肥的最基本和有效的方法,是一切减肥方法的基础。

1 膳食十大原则

(1)每天一瓶牛奶:随着人们健康意识的提高,牛奶已经成为大众首选的补品之一,因此,营养学家建议,对钙需求量特别高的儿童、青少年和老年妇女等特殊人群,尽可能做到每天饮一杯牛奶。最为理想的是上午九时左右补充一瓶（227 克）鲜牛奶,这样不仅能满足人体对钙的需要,而且其中还有丰富的动物性蛋白质,有利于身体健康。

(2)做菜淡些、再淡些:世界卫生组织建议每人每日食盐摄入量为 3~5 克,我国居民绝大多数都超过此限量。营养学家建议要努力改变"咸则鲜"的观念,逐渐养成饮食淡些、淡些、再淡些的良好习惯,做到三口之家每月食盐量不超过 500 克。

(3)让蛋白糖走进百姓家:蛋白糖甜度超过蔗糖,不会产生或产生很低的热量,可以限制过甜饮食,减少蔗糖摄入量,防止富裕型疾病。让蛋白糖走进百姓家,既可享受蔗糖甜味,又能克服糖带来的弊端。

(4)每天吃一个鸡蛋:鸡蛋是天然食品,营养价值极高,可提供极为丰富的氨基酸,氨基酸的构成非常符合人体需要,蛋类也是无机盐和维生素的良好来源。

(5)每周至少吃一顿海鱼:鱼油特别是海鱼油中含有丰富的不饱和脂肪酸，其中 DHA 等的作用已广为人知，尤其是可防止冠心病等心血管疾病发生。每周餐桌上有一顿以上的鱼类，对防止血脂异常和冠心病大有益处，同时还可预防心肌梗死和中风。

(6)用鸡肉、鸭肉代替猪肉：每100克鸡肉含蛋白质16.6克，脂肪14.1克；而每100克猪肉含蛋白质只有1.6克，而脂肪高达89.5克。脂肪摄入量过多，对人体健康不利，容易引起富裕型疾病。因此，改变动物性食物结构，尽可能用鸡肉、鸭肉代替猪肉。

(7)多食用豆类及豆制品：黄豆营养丰富，可以加工成各种豆制品。黄豆及豆制品都是肿瘤和心脑血管疾病防治专家推荐的理想蛋白性食物。将谷类与豆类混食，两者蛋白有互补作用，营养价值显著提高。

(8)每天吃500克蔬菜：大蒜对多种细菌有着抑制或杀灭作用，还有抗癌、降脂、解毒、止血等功用。各种绿叶蔬菜，维生素、无机盐含量都很丰富。萝卜含精氨酸、组胺酸、胆碱、淀粉酶等，有助于消化。重要的是，蔬菜中纤维含量普遍较高，因此肿瘤专家把蔬菜当作防癌食品，建议大家每人每天吃500克左右的蔬菜。

(9)菌类要纳入日常蔬菜：香菇、蘑菇、冬菇和黑木耳等菌类食物，不仅味道鲜美，而且所含蛋白质也较一般蔬菜高，人体必需的氨基酸比例合适，还有许多微量元素。我国人民长期习惯把菌类当作烧菜时的佐料,很少当菜肴,摄入量不足。因此应当把菌类食物纳入膳食结构,经常食用。

(10)为了健康,饭要吃饱:日常生活中特别是宴席上只吃菜喝酒,不吃饭的现象越来越普遍。在儿童的喂养中,片面追求高蛋白、高营养,让儿童多吃菜不吃饭或少吃饭的现象也越来越普遍。但是这样会使热能摄入不足,影响体格的正常发育。因此,为了健康,饭一定要吃饱。

2 平衡膳食

各种食物所含的营养成分不完全相同,平衡膳食必须由多种食物组成,才能满足人体各种营养需要,达到合理营养、促进健康的目的。现代人倾向于食用动物性食物,这种“西方化”或“富裕型”的膳食提供的能量和脂肪过高而膳食纤维过低,对一些慢性病的预防不利。提出以谷类为主是为了提醒人们保持我国膳食的良好传统,防止发达国家膳食的弊端。要注意粗细搭配,经常吃一些粗粮、杂粮等。稻米、小麦不要碾磨太精,否则谷粒表层所含的维生素、矿物质等营养素和膳食纤维大部分流失到糠麸中。三餐分配要合理,一般早、中、晚餐的能量分别占总能量的30%、40%、30%。

平衡膳食因各种营养素数量充足、比例合适,而且种类齐全,不仅能满足机体的各种生理需要也能预防多种疾病的发生,是人类最合理的膳食。平衡膳食包含粮谷类、肉蛋奶鱼类、豆类及其制品、蔬菜水果类和油脂类食品。一般来说,从事中等体力劳动的成年人可按粮食占膳食总重的41%、肉蛋奶鱼和豆类制品占16%、蔬菜水果占41%、油脂占2%来安排膳食。粮食类食品每日大约需500~600克,除了米、面之外,做饭时加点绿豆、红小豆等干豆,能互补粮食中的赖氨酸不足,也提倡吃点粗粮。肉蛋鱼奶和豆制品等蛋白质食品,可根据经济状况加以调节,条件好的可多吃些动物性食品,条件差的可多吃点豆类食品, 一般每日摄入50~100克瘦肉、1个鸡蛋和50克豆类能比较好地满足机体对蛋白质的需求。蔬菜水果类食品每天至少要吃到500克,其中一半应是绿色蔬菜,品种也应尽量多些,条件好的应多吃些水果。油脂类每天25克比较适宜。

3 建立合理的膳食“金字塔”

《中国居民膳食结构指南》中提出了每人每天食用各种食物的建议摄入量, 仔细分析研究就不难发现,这种食物摄入构成, 如按照不同食物的地位和比重排列,恰恰好似一座“金字塔”。

高居食物“金字塔”的顶部为油脂类,其主要成分是脂肪。脂肪作为一种高热能营养物质而被机体所利用,它和糖类相互配合能够提供人体所需的热能。脂肪主要有以下几方面的功效:一方面能为机体提供相当多的热能和必要的热能储备,携带脂溶性维生素,使食物具有特殊的香味,产生饱腹感,并保护膳食中的维生素免受氧化;另一方面能够提供必需的脂肪酸(机体生命活动中所必需的脂肪酸,不能为机体所合成,必须从食物中摄取)。可以看出,脂肪是不可缺少的,但也不可多,否则就会发生热能过剩,导致过多的脂肪在体内堆积,从而形成肥胖。营养学家认为,中国成年人通过混合膳食每天摄取约 50 克的脂肪就能基本满足需要,扣除从畜禽肉、奶制品等食物中所含的脂肪,摄入纯油脂类只需 25 克左右。接下来的第四层膳食,主要为奶类、奶制品及豆类、豆制品。奶类所含营养成分齐全,组成比例适宜,最宜为人体所吸收。在西方发达国家,奶及奶制品早就成为人们饮食的重要组成部分,为人体中所必需的维生素 A、维生素 D、维生素 B 和钙、磷等主要供给来源。此外,奶的蛋白质消化吸收率高,高于一般肉类,属于优质蛋白,其氨基酸组成模式成为食物蛋白质氨基酸评分模式的主要依据。豆类蛋白质是堪与奶类蛋白质媲美的优质蛋白质,且赖氨酸丰富,与奶类同为谷类食物良好的天然互补营养食品。第三层次是畜禽肉、鱼虾等动物性食品,是人体中主要良质蛋白质的来源。肉类经适当加工烹调,极易为人体所消化吸收,且味道鲜美,热能较高,饱腹作用强。肉类可供多种维生素,特别是肝脏为多种维生素极丰富的来源。但畜禽肉中的胆固醇含量较高,尤其是肥肉、内脏,故食用时应加以限量。各种禽蛋类皆可食用。其中尤以鸡蛋食用最为普遍。鸡蛋的蛋白质转化率仅次于牛奶,全蛋白质几乎能为人体全部消化吸收利用,为天然食物中最理想的优质蛋白质。蛋白质中还含有较多的维生素A、维生素D、维生素B,铁、磷及钙等无机盐含量也较高。第二层次为水果蔬菜类,主要为人体提供维生素及膳食纤维和部分热能。在中国人的膳食结构中,机体所需的维生素A、维生素D、维生素C和胡萝卜素几乎全部或绝大部分由蔬菜供给。蔬果类食物中含有丰富的无机盐,如钙、钾、镁、钠及铜等,为膳食中无机盐的重要来源。水果蔬菜中的纤维不能被人体所消化吸收,但它能吸收与保留水分使粪便软化,有利于大便通过,也能刺激消化液的分泌与肠道的蠕动。位于"金字塔"底部的是谷类,谷类的糖类(其主要形式为淀粉),含量可达70%以上,淀粉经烹调后容易消化吸收,是机体中最理想而又经济的热能来源。中国人每日正常所需的热能为2200~4000千卡,其中糖类所提供的热量以70%为宜。总之,日常饮食的一般原则为食物多样,谷类为主;多吃蔬菜、水果和薯类;常吃奶类、豆类或其制品;吃清淡少盐的食物;经常吃适量的禽、鱼、蛋、瘦肉,少吃肥肉和荤油。

第二节 肥胖症的行为治疗

减肥中体重下降虽然是一个重要的指标,但更为重要的还是保持住减肥后的体重。这个问题解决不好,虽然近期会达到一定的减肥效果,但难以巩固,体重迟早会重新增加,将辛辛苦苦治疗所取得的成果变为泡影。

肥胖治疗的真正目标，是把体重减到一个相对的固定点，并将其维持下去。要做到这一点，行为治疗就很重要。行为疗法是心理治疗方法的一种，它是用巴甫洛夫条件反射的原理来治疗行为障碍的一种方法。心理学家认为，行为都是通过后天的学习而获得的，那么也可以通过学习而使不良行为得以消除。行为疗法在肥胖症的治疗中具有重要的作用，目前已引起了学者们的重视。肥胖的发生，很大程度上与人的不良生活方式有关，包括不良的生活制度、行为习惯、饮食方式。治疗肥胖的问题之一，是如何提高患者对减肥意义的认识，使他们有良好的减肥动机及坚定的减肥决心。

行为治疗主要包括以下几个方面：第一，通过宣传教育，使肥胖患者充分认识到，行为因素在肥胖发生中的重要作用。在给病人讲解宣传时，可以告诉患者，患肥胖症时，会有哪些方面的异常改变，可以发现自己在肥胖方面有哪些行为异常，在减肥过程中，应注意哪些问题。让其自行对照，以便及早发现问题，及时校正。第二，肥胖的发生，有其心理及病理因素。因此，肥胖的治疗，不仅要求病人对肥胖有正确的认识，对肥胖治疗有坚定的信心，而且还要采取一些心理学对策。行为疗法中的饮食日记不仅可以使病人了解进食量，而且可以使其充分认识到自身存在的不良生活习惯，隔离食物也是行为治疗的一种。

1 减肥日记

体重日记及饮食日记是所有肥胖行为治疗的基础，也是肥胖行为治疗中最先被采用的措施之一。它可以帮助患者了解自己不良生活行为，找出对策，为改善这种行为找出办法。

（1）体重日记。体重日记既是反映患者是否严格执行减肥疗法的一个客观指标，又是检验减肥效果如何的重要指标。体重日记是指患者每天起床后、早餐后、晚餐后、就寝前各测量体重一次并做出记录。应该强调的是，每日 4 次测量必须按时进行，不能有所延误，以免引起体重的较大误差。在上述几个固定的时间内进行体重测量并将结果记载在体重日记表中，据此就可以及时地监测体重的变化，也就间接监测了患者的减食行为。尤其是晚餐后及就寝前这两次体重的差异，可监测患者有无夜间进食的行为。

（2）饮食日记。饮食日记要求记载每天进食开始的时间与结束的时间，进食的内容及进食量等。除正式时间进餐的饮食内容外，还应记载在其他时间吃进的零食、冷饮等，同时，还应记述有何特殊原因而影响了进食。饮食日记一定要真实，否则就失去了意义。有些朋友对自己的进食量估计不准，最好的办法是实际称一称，不要怕麻烦。最新一项研究方法的应用，证明了很多肥胖朋友存在低估进食量的问题。有些人正餐吃得确实不多，但零食、冷饮吃得很多，他们总是自我安慰，这些小东西不顶饱,没多少热量。静下心来查一查食物成分表,就会心中有数了。

2 改变饮食行为的策略

(1)专心进食。通过饮食日记,可以发现许多不良的饮食习惯,不专心进食就是其中的一种。通过观察,我们常发现有些胖人喜欢站着吃饭,或边走边吃,吃时狼吞虎咽,以致有时全然忘记了自己正在咀嚼的是糖多、油大、热量很高的食品。有些人在看书或看电视时,旁边放些饼干、点心之类的零食,边看边吃,甚至有人说,手头不放点吃的,就无法专心学习。岂不知,在这种不知不觉中,你吃进的东西往往比正餐还多。专心进食的主要目的是,提高患者对自己膳食定量的警惕性,吃时专注于吃,可减少许多不必要的热量摄入,细嚼慢咽还能增加饱腹感。

(2)细嚼口中食物。著名的佛教禅宗派减肥食谱的基础原则之一,就是把每口食物咀嚼50次,直至糊状。这也是所有缺衣少食人遵循的一条原则(战争期间,战俘们以这种方式聊以充饥)。虽然还未陷入上述窘状,但请科学就餐,不要学大多数食欲旺盛者那样狼吞虎咽,要悠闲自得地进餐,把食物嚼烂嚼透,假想每一口食物都是最后一口。咀嚼食物先从一种食物开始,无论是早晨的一根油条还是啃自备的苹果,每口要细嚼20次,然后达到30次,这样,你将会对取得的成果感到惊异,以后再逐步增加咀嚼的次数。吃饭应该学会品味,即咀嚼、嚼碎食物,把它长时间留在口中。

(3)显量进食法。把食物切成块、丝、丁等状,做成量大、清淡、易消化的饭菜。虽然这些食物不能激起食欲,但其数量可以给人以饱腹感。况且,切成块、丝、丁状的食物,可迫使你放慢进餐的速度。

(4)清理厨房和饭桌。勿在厨房存放巧克力、糖果、果酱、花生、日本豆和小点心之类的食物,当然,更不要将这些东西放在卧室、书房,最好的办法是不要买这些零食,如果是家庭原因,你必须储备一些食物,那么,请把食物置于橱柜顶端,伸手不及之处。

3 纠正生活行为

(1)不要忽视微量消耗。在一天的活动中,人们往往无意识地节约能量的消耗, 这些未被消耗的能量加起来,便是一个不可忽视的数字。比如:不是必需,不要每次外出都坐车,可以骑自行车或步行;上楼时不要等电梯,自己走上去;衣服要自己洗,不要洗衣机代劳;用凉水沐浴,凉水可以去掉身上的热量,增加体内热量的燃烧;晚饭后不要由饭桌前直接移动到电视机前,坚持饭后"百步走";毫不犹豫地下楼去进行你已忘记的跑步锻炼。在日常锻炼中要监督自己,每当发现自己在扮演吝啬的角色时,要立即做出反应,坚持一个星期后,你会逐步适应更为激烈的活动。体内的 1 克脂肪相当于 37.66 焦耳(大卡)热量,而消耗 37.66 焦耳(大卡)热量是很快的。你可以像只蚂蚁那样 1 克 2 克地蚕食掉体内过剩的几百克甚至几千克脂肪。所以,减肥另有希望的,只要有决心和恒心,即可成功。

(2)注意着装。你的体形、线条,乃至体重,部分地说,与着装有关。要保持住身体某个部位的健美,放任自流是不行的。因为这会在原来的基础上变形、铺开、变宽、变圆,或者说朝扁平状发展。19 世纪的紧身裙把女性的腰围从 70 厘米缩小到 55 厘米,无带低帮便鞋和轻便女鞋会使脚变得宽大、扁平,短短 15 年中,妇女的平均穿鞋号码从 36~37 码上升到 38~39 码。直筒裙可以使腰围加宽,牛仔裤也可以对髋部进行"润色"。以上充分说明,着装可以直接影响体型。束紧腰带可以防止腰身变粗,更重要的是可以防止饮食过度,因为饮食超过一定的限度后,人就会感到不舒服,因此,贪食佳肴的人就可以控制自己的食量。

4 外科减肥疗法

外科减肥手术是美容外科的重要组成部分,通过手术方法,可以较快而明确地解决肥胖问题。过去,由于手术对人体是一种创伤性治疗,有较多的禁忌证。而近年的手术在方法上有了很大的改进,由开放式减肥术发展为闭式减肥术,从而克服了开放式减肥术创伤大、瘢痕长的缺点,逐渐被推广流行。

(1)脂肪抽吸术。脂肪抽吸术即在局部脂肪聚集部位(如腹部、大腿等),切开小口,将减肥装置的"吸刮器"插入脂肪,通过负压将多余的脂肪从吸槽吸出,以达到减少局部脂肪而减肥的目的。手术方法:先测量体重和手术部位的周径,在脂肪堆积部位,常规消毒后,避开血管神经于隐蔽处切一长约1~1.5厘米、深约1厘米的小口,将超声吸脂仪的吸头经切口插入,利用负压将脂肪抽吸出来。抽吸时,左手捏起抽吸部位的皮肤与脂肪,以掌握抽吸的部位和抽吸脂肪的量,抽吸时,吸头前后移动,并向不同方向抽吸,改变抽吸方向时,中间应留有一定间隔,令其呈放射状的隧道,两条隧道间保留的脂肪组织以保证皮肤供血和淋巴引流。术中密切观察导管和收集瓶内的吸出物,当吸出物由浅黄色的脂肪变为带有少许血液的红色血脂混合物时就须变换吸引管的方向和部位。每次抽吸量以不宜超过2000毫升。手术完毕后留置引流管作负压引流,切口以无菌纱布覆盖,上置棉垫,然后用绷带固定,外穿弹力加压服,术后宜适当应用抗生素及止血药,以防止血肿及感染。

(2)开放式减肥术。开放式减肥术是指在手术直视下切除松弛皮肤及堆积的皮下脂肪组织,矫正肌肉和腱膜的松垂变形的手术方法。手术方法:首先用手指捏持皮肤以估计皮肤松弛程度及脂肪厚度,定点测量腹围,常规消毒后标记腹壁外形线及切口线,麻醉后切开皮肤,剥离皮下肌筋膜直达脐水平,将腹壁皮瓣自中线切开至脐孔,分离脐茎。自剑突至耻骨联合,将两侧腹直肌鞘行横褥式折叠缝合，切除多余腹壁皮瓣和脂肪，置引流管，再造脐孔，缝合，加压包扎，外置弹力加压绷带和弹力裤。术后屈曲仰卧5天，床头抬高18~20度，减少缝线张力。可在床上做屈伸运动，防止深静脉血栓形成。负压引流24~48小时，适当用抗生素及止血、止吐药，连续用腹带1个月，术后14天拆线。2个月后才能从事较剧烈的活动。

(3) 超声乳化减肥术。超声乳化减肥是利用超声波振荡将脂肪乳化分解，并经负压吸引抽除脂肪，达到局部减肥的目的。手术方法：在脂肪堆积部位常规消毒后切一小口，将超声外科吸引器的中空手术探头与真空泵相连后插入切口，可将乳化的脂肪不断地吸入收集瓶内，这一方法又叫超声脂肪吸取法。该法手术切口小，当振荡强度小于50%时，可保留直径大于1毫米的血管，操作简单，对周围组织损伤小。另外，还有经腹腔镜环胃套带术、空回肠分路术、胃短路术及胃成形术、旋切减肥术、乳房减肥整形术等，在此不一一列举。

第三节 肥胖症的预防

减肥要着眼于预防，特别是有肥胖家族史的人更应重视早防早治。本着膳食不宜过油、过甜和过多，增加粗粮和蔬菜的同时，注意体育锻炼，如游泳、爬山、跑步、骑自行车、打乒乓球等运动，均有助于减肥，但一定要持之以恒，一旦停止体育锻炼，体重还会恢复到肥胖状态。

1通过控制饮食来预防肥胖

为预防肥胖的发生，首先应适当控制进食量，尤其对单纯性肥胖极为重要。此类患者特别是高脂肪及高糖类饮食要加以严格控制，饮食情况包括饮食习惯、质量及数量都应加以调整。对于轻中度肥胖者，应尽最大毅力少进额外食物，希望能达到每半月减轻体重1~2千克，直至达到正常标准体重。对于中度以上肥胖者，食欲常亢进，且多食高热量食物而不能自行控制者，同时因肥胖又限制了进行体力劳动的人，此时应以人为的方法去限制饮食为主。从患者的年龄、身长和活动情况估计其每日需要热量，在原来基础上再减少800~1000千卡。一般每日从1500千卡左右开始，其后根据患者体重变化及其他反应再进行调整，以每周减少0.5~1千克体重最为适宜。在第1周由于体内水分、盐分同时丧失，体重减轻较多，其后则趋平稳。食物中每日蛋白质含量应不少于标准体重每千克1克。如患者肾功能良好，则可略增蛋白质的摄入量，以增加人体对食物的特殊动力作用，即增加其对热量的消耗。此外，脂肪量要控制，糖量更要严格控制，食盐亦需控制。如可能应安排多次少量进食，一日可五六餐，并可在饮食中酌量增加蔬菜等热量食物，以减少患者的饥饿感。经过数周观察，如体重下降不满意，食物中热量每日可减至1000~12000千卡。热量下降过多时，患者常出现软弱、乏力和畏冷等症状。以上是通过控制饮食减少热量以预防或控制肥胖，可达到减少发生胆结石的机会。为了预防超重或肥胖，应控制每日各种营养素的摄入（见表1）。

表1 肥胖症患者每日营养素需要量及食谱构成参考表

热能	营养素			食谱构成						
	蛋白质	脂肪	糖类	米面	低脂鱼肉	牛奶	豆类	蔬菜	水果	豆油
1700	87	49	234	250	175	250	50	400	100	22
1600	85	49	215	225	175	250	50	400	100	20
1500	78	46	194	200	175	250	35	400	100	20
1400	76	44	174	175	175	250	35	400	100	18
1300	74	41	163	160	175	250	35	400	100	15
1200	72	39	152	150	175	250	35	400	100	12
1100	67	35	133	125	175	250	25	400	100	12
1000	65	33	114	100	175	250	25	400	100	10
900	59	30	102	75	150	250	25	500	200	5
800	45	25	119	50	100	500	25	500	200	5
注 热能单位：千卡；牛奶单位：毫升；其余：克										

2 预防肥胖的“八大”进食原则

（1）充分咀嚼后再吃：细细品尝，每一口咀嚼30

次以上。咀嚼得愈久，饭后的能量消耗就愈高。

(2)花点时间慢慢吃：用餐时间若没有超过20分钟，脑部不会发出饱足信号。所以要悠闲地进食。

(3)吃饭时把电视关掉："边吃饭边做事"是饮食过量的原因之一。用餐时间要专心吃饭。不妨和家人以及朋友好好地聊聊天。

(4)饭后要立刻转换心情：用餐完毕后，要立刻收拾餐具。别让食物一直摆在眼前，这点很重要。

(5)一天三餐，规律地进食：规律的饮食生活，能减少体脂肪。避免拉长两餐间的时间以及在深夜进食。

(6)不要陪别人吃饭：若是人的用餐时间各有不同，在一旁陪着他们，很容易会多吃好几餐。

(7)限定吃饭的场所：限定好"只在客厅用餐和吃点心"。如此一来，平时在无意间所吃的零食便会减少许多。

(8)留下剩饭：处理剩菜是主妇发福的元凶，特别是外出用餐，菜量很多时，要记住拿出勇气，留下剩饭。将剩菜往肚里塞，是最坏的情况。

3 预防肥胖的注意事项是什么

(1)充分认识肥胖对人体的危害，彻底改变"胖是福气，肥能长寿"的错误观念，了解婴幼儿、青春期、妊娠前后、更年期、老年期各年龄阶段容易发胖的知识及预防方法。

(2)饮食平衡合理：采用合理的饮食方法，遵照中国人《膳食宝塔指南》科学安排每日饮食，尽量做到定时定量进餐，少食肥甘厚味、多素食、少零食。

(3)加强运动锻炼：经常参加慢跑、爬山、打球等户外活动，既能增强体质，使形体健美，又能预防肥胖的发生。

(4)生活规律：为了预防肥胖，养成良好的生活习惯是很有必要的。合理的饮食营养，每日进餐既能保证身体正常工作、生活需要，又避免了过多能量的储存。若每日睡眠过多，懒于运动，热量消耗少，也会造成肥胖。因此，不同年龄的人应安排和调整好自己的睡眠时间，既要满足生理需要，又不能睡眠太多。

(5)保持心情舒畅：良好的情绪能使体内各系统的生理功能保持正常运行，对预防肥胖能起一定作用。反之，总是寡言少欢、情绪抑郁，会使生理功能发生紊乱，代谢减慢，加上运动量少，就易造成脂肪堆积，从而发生肥胖。

参考文献：

[1] 吴湘. 肥胖症食物疗法[M]. 上海：上海科学技术出版社, 2003.

[2] 上海市学习型社会建设与终身教育促进委员会办公室. 老年人膳食原则和常见营养问题.上[M]. 北京：科学出版社, 2015.

[3] 中国营养学会. 中国居民膳食指南(2016)[M]. 北京:人民卫生出版社, 2016.

[4] 骆伟群, 叶琳芬. 应用《中国居民膳食指南(2016)》指导个体平衡膳食结构[J]. 中国城乡企业卫生, 2018, v.33;No.199(05):57–58.

[5] 杨玺. 肥胖症饮食调控[M]. 北京:科学技术文献出版社, 2008.

[6] 王淑娟. 肥胖者的行为疗法 [J]. 日本医学介绍, 2007, 28(10):473–474.

[7] 孙晶丹, 蔡永江, 邵桂霞. 超重与肥胖症的流行趋势与行为治疗新进展 [J]. 中国热带医学, 2006, 6(8):1490–1490.

[8] 张景龙, 王梅. 行为疗法治疗单纯性肥胖症研究现状[J]. 中国体育科技, 2006, 42(2):77–80.

[9] 王芬芬. 中医养生与肥胖症行为治疗的关系[J]. 现代企业教育, 2011(6):126–126.

[10] 张鹏, 张忠涛. 中国减重代谢外科主流手术方式的科学评价 [J]. 中华消化外科杂志, 2020, 19(11):1145–1150.

[11] 郑成竹, 李心翔, 胡兵. 中国肥胖病现状及减肥手术的新概念——腹腔镜手术治疗肥胖病的手术指征及疗效评判新标准 [J]. 中国实用外科杂志, 2007, 27(2):134–135.

[12] 中华人民共和国卫生部疾病控制司. 中国成人

超重和肥胖症预防控制指南 [M]. 北京：人民卫生出版社, 2006.

[13] 陈惠中. 肥胖症的饮食调养/富贵病饮食调养丛书[M]. 太原:山西科学技术出版社, 2004.